外科系医師が知っておきたい
法律の知識

著
田邉　昇

洋學社

前書き

　本書は，永井書店「外科治療」誌に 2006 年 3 月号から 2011 年 6 月号まで，「外科医が知っておきたい法律の知識」として連載していた内容に加筆し，新たに医療事故調査制度に関しての論考や，その「源流」ともいうべき東京都立広尾病院事件判決についての解説などを記載したものである．
　基本的には，エッセーであるから，気楽に読んでいただきたいと思うが，よくある論調とは視点が違うことに気付いていただけると嬉しい．
　いままで，種々の原稿を書いてきたし，共著での執筆も多岐に亘って書いてきたが，単著としての書物はこれが 3 冊目である．医学書院の「病院」誌に連載していた原稿が，「Q&A で学ぶ医療訴訟とリスクマネジメント」（医療文化社）となり，medical tribune に連載していた「the 判例」が，「弁護医師が斬る　判例 180」（中外医学社）となって上梓された．実を言うと，いずれも自費出版ではないものの，半ば押しかけ出版で，前者は医療文化社から，内科専門医会に連載していたリスクマネジメントの原稿を，もっとボリュームを出して本にして出版しないかと申入れがあったときに，ボリュームを出すのは大変なので，今まで書いてきた「病院」誌の原稿をそのまま使えないかとオファーしたのがきっかけである．しかし，実際には本作りは，非常に大変な作業で，編集者の方をはじめ，大変丁寧なお仕事には感服させられた．
　それで味を占めて，medical tribune に連載していた multiple choice 本を本にしようと某社に相談していたが，その会社の他の書物出版の際に，編集会議も 1 度も開かず，とても残念な対応であったにもかかわらず，出版契約書だけは細かく，弁護士的に異議を出したら話が潰れてしまった．仕方なく，これも別の共著本で原稿を書いていた中外医学社さんにお願いしたところ，快く書籍化を OK していただき，後者の本になった次第である．

ところが，今回の本は，もともと永井書店の「外科治療」という雑誌に50回以上連載していた記事を，永井書店にいらっしゃった吉田さんが独立して立ち上げた洋學社という出版社から，出版のオファーがあったものである．古い原稿を加筆修正して，医療事故調の話などを入れて本にして出版していただくことにした．

　今回はＱ＆Ａや multiple choice 本ではなく，随筆みたいな本なので，気楽に読んでいただきたいと思っている（私の他の本も眦を決して読む方はいないと思うが）．

　私の書くものはいずれも，歯に衣を着せぬところが特徴で，言い換えれば表現力に乏しいところがある．このような文書は，ヒトのことは，面白く読めるのだが，自分や，自分の関係していることになると，腹が立つことが多いものである．もし，ご関係の団体や業界，はたまた読者先生ご自身や係累の方がターゲットになった場合は，言葉足らずを率直にお詫びするので，名誉毀損の訴訟などはやめていただくよう申し上げておきたい．小職，裁判になるとめっぽう頑張ってしまうので，二度不愉快な目にあわれることのなきようお願いしたいものである．

　昨年は，厚労省の医療事故調査制度の実施に係る検討部会の委員をしていた関係で，医療事故調査制度に関した講演を依頼されることが多く，100回近くの講演を行った．おまけに，今まで長引いていた比較的大きな（というより，裁判所の進行が遅い，あるいは，原告代理人があれこれ判らないことを片っ端から主張する，また，このためか裁判所が公定鑑定を採用し，この結果が出るのに時間がかかるといった）事態で，年末年始に6本の最終準備書面（数年間の主張の総整理を，証人尋問や今まで出した証拠から整理する書面である）を書くはめになり（総説6本と思っていただければいいかもしれない）本書の原稿完成が遅れたことは洋學社や読者の皆様にはお詫びする必要がある．

目　　次

・言ってはいけない「アイムソーリー」 ………………………… 1

・説明義務の暴走 ………………………………………………… 7

・説明義務違反は高くつく ……………………………………… 23

・医師の過労死 …………………………………………………… 33

・加古川市民病院事件 …………………………………………… 39

・福島県立大野病院事件判決の意味 …………………………… 61

・無謀（recklessness）な医療は刑事罰の対象になるのか ……… 69
　　―青戸と大野の間を考える―

・川崎協同病院事件最高裁判決 ………………………………… 81

・安楽死・尊厳死 ………………………………………………… 107
　　―古くて新しいテーマと刑法の基礎―

・ヒヤリ・ハット事故報告書の扱い …………………………… 123
　　―裁判所にも出さなくてよい―

・医療事故調査制度の対象について …………………………… 131

・医療事故調査制度を巡る3つの誤解 ………………………… 153

言ってはいけない「アイムソーリー」
Don't say "I'm sorry"

　「医療事故：真実説明・謝罪マニュアル」の翻訳，Web公開について「誤ったら，本当のことを話して，謝る」－医療事故謝罪運動を普及（平成18年11月16日）といった記事を覚えておられる方も多いであろう．

　東京大学医療政策人材養成講座受講生有志が，「真実説明・謝罪普及プロジェクト」を作り，ハーバート大学の16教育病院などで採用されている「医療事故：真実説明・謝罪マニュアル〜本当のことを話して，謝りましょう」を翻訳し，11月16日，Webサイトで公開を始めた．プレス発表では，このマニュアルは，「医療過誤を起こした場合は，その内容を患者さんやご家族に説明をして，きっちりと謝罪をするということが中核になっています」などとされているが，私が読む限り，報道はいささか誤導的である．

　このマニュアルでは，実は「患者に影響が及ばなかった軽微な過誤は情報開示する必要はありません」，「傷害が医療過誤によるものであるかどうか明確でないならば，医療事故はやはり事実として受け止められるべきで，前記のごとく遺憾の意を表明されなければなりません．しかしながら，すべての事実が判明する前に，早合点したり，自分自身やだれか特定の人を非難したり，医療事故の責任をとったりしないことが重要です」と，明確な医療過誤以外は遺憾の意を表明しておけばよいと言っているだけで，わが国では昔から行っているあたり前のことが記載されているだけである．これを患者側と称する弁護士やマスコミが，あたかも医療機関が明白な医療過誤を隠しているかのようなプロパガンダを組み，上記のマニュアルも，そのような趣旨で喧伝している節がある．

　米国ではご存じのように，交通事故を起こしても絶対に謝らないとされていた．何でもかんでも弁護士がしゃしゃり出て，損害賠償を請求する訴

訟大国であるから，謝ると裁判で不利になるということが言われているが，それはあながち嘘ではない．

李啓充先生がご自身の本で紹介されていることなどもあり（「アメリカ医療の光と影」，医学書院　他）ご存じの方が多いと思うが，ハーバードの関連病院の調査で，約3万のカルテの分析で，280例に医療過誤が存在したと同定されたのだが，この280例のうち，実際に医療過誤の損害賠償を請求していたケースはわずか8例のみである一方，全3万例のうち，過誤による損害賠償を請求した事例は51例あり，43例が，調査の結果，「過誤なし」と判定したケースだった．米国ですら実際に過誤にあった人のほとんど（280人中272人）が損害賠償を請求していない一方で，「過誤」に対する損害賠償の訴えのほとんどは，実際の過誤の有無とは関係のないところで起こされていたというものである（New England Journal of Medicine 325：245，1991）．

さらに事故や過誤は全く存在しなかったと考えられる事例の約半数で賠償金が支払われている一方で，過誤が明白と思われる事例の約半数で全く賠償金が支払われていなかったことや，賠償金額の多寡は医療過誤の有無などとは相関せず，患者の障害の重篤度だけに相関したとの調査結果も報告されている（New England Journal of Medicine 335：1963，1996）．また，臨床医及び一般市民は，ほとんどの過誤の責任が個々の医療従事者にあると考えており，重大な過誤責任があると考えられる個々の医療関係者に対して処罰を行うことを支持していた（New England Journal of Medicine 347：1933-1940，2002）．

これらの結果は，「過失があるのに謝らないから訴訟された」のではなく，「過失があると患者側が思ったのに謝らないから訴訟された」方が圧倒的に多いことを示しているとは言えまいか．

そこで，ハーバート大学は，事故が生じた場合に紛争拡大を防止するために，内部的に過失があると認める場合には，謝罪するというルールがあると宣伝しておけば，謝罪しないからといって，何か隠しているだろうという勘ぐりが減るというように考えたのであろう．

また，米国では，各州の証拠法でいわゆるアイム・ソーリー法（Sorry Law）といわれる規定がおかれている．

　たとえばカルフォルニア州証拠法1160条（2000年成立，2001年より施行）を見ると，「（a）事故被害者や家族に対して，その痛み，苦しみ，死亡に対して同情や，一般的ないたわりの言葉をかけたり，手紙を出したり，善意の意思表示をしたりしても，民事訴訟の損害賠償義務を認める証拠としては用いられない．しかしながら，その中に過失を認める陳述が含まれていたり，付加している場合には，本節の規定に従って証拠とすることを妨げない」とされている．

　これはよく交通事故の際のルールであると紹介されるが，同条（b）項の規定を見ると必ずしも交通事故に特化されておらず「意図しない行為によって生じた人の怪我や死亡」といった定義がなされている．

　最初にSorry Lawを制定したのはハーバート大学のあるマサチューセッツ州とされている．1974年の交通事故で16歳の娘を亡くした州上院議員が，相手が謝罪しなかったことに憤慨して，Sorry Lawを法案として提出し，1986年に立法化された．その他，テキサス州証拠法や，バーモント州の確立判例もあるという．

　仮に謝罪が裁判で証拠として使われないとしても，医師の過失についての患者の確信の醸成には間違いなく使われる．上記のハーバート大学のマニュアルについても，すでにSorry Lawが制定されて何年も経ってから定められたようである．

　たしかに謝罪するべき事件で謝罪するのは当然であるが，謝罪しなくてよいものまで謝罪してしまうとかえって訴訟が増えてしまうことも明らかなのである．

　私の経験した2例を紹介しよう．一例目は大学病院に通院していた拡張型心筋症の小児患者である．すでに心臓移植以外では生命予後は風前の灯火だと主治医から告知されていた．僻地にお住まいで，地域の病院に調子が悪くなって土曜日に入院した．担当医は，大学病院に連絡したが，大学まで行くのは時間がかかることや，週末であることからその病院で診てく

れとのことであった．やむなく懸命に治療にあたったが，結局その病院で患者は亡くなった．しばらくして患者の母親が，担当医に面談に来た．土曜日に大学病院に転院させてくれてさえいれば助かったのではないかとの質問であった．担当医は，「申し訳ない，あのときに無理にでも転院させておけばよかったですね」と謝罪した．ところがその言葉を聞いた母親が激怒して，病院の担当者が7度にわたりご家庭を訪問して説明・謝罪をしても解決がつかなかった．私が，事務長と知己であったことから代理人に選任され，ご遺族と交渉にあたった．母親の言い分は，「もう予後不良であることはわかっていた．しかし，『こうしておけば良かった』などと言われたら，悔いが残るだけで，親としてはどうすればよいのか，やりきれない」というものであった．私は，亡くなった息子さんの日記に涙し，本当によいお子様を亡くしたという残念な気持ちに共感を示すことで，事件は円満に解決した．

　もう一つの事件は，肘の内側にできたガングリオンを開業医が穿刺した際に，なぜか橈骨神経皮枝を損傷したという事案である．穿刺前にエコー検査なども行っており，患者が疼痛を訴えてからただちに神経損傷の治療のために大病院に転院させていた．そして，大病院での手術結果が，ガングリオンの上方に橈骨神経の皮枝が走行していたことや，perineural window という珍しい現象による障害が起こっていること，症状は手術によってすでに軽快していることが明らかになった．開業医は患者にこのような結果になって申し訳ないと謝罪の手紙を送付していた．

　ところが，患者は弁護士を立てて1,400万円の請求をしてきた．開業医が私の事務所に依頼してきて私が代理人になった．私が，電話で「過失がないので，そんな大金は払えませんよ」というと，医者が謝っているのになんだと患者の弁護士は怒って，ただちに裁判を起こしてきた．神経がガングリオンの上方を走っていたのかどうかが争点になったが，なぜか，大病院の手術担当医が相手方の証人として出廷してきて，「整形外科では下を上というのだ」などといった証言までしてきたが，1審，2審とも完全勝訴して確定した．1審の裁判官は医療訴訟の大ベテランだったが，医者

が謝っているのだからと和解を勧めてきたのには少しがっかりした．

　以上のように，謝罪は本当に訴訟を減らすかというと，これは半分真実だが，半分は嘘である．半分真実というのは，謝罪して金を支払って終わらせれば訴訟はない．しかし，謝っても金を支払わなかったり，謝罪しても金額が少ないと結局訴訟になってしまうのが悲しいかな，日本の患者と患者側の弁護士の品格である．結局は，患者側弁護士の謝れだの，真実究明などといったスローガンは，過失を認めさせて楽に金が取れるようにしろというホンネの顕れ以外の何者でもないと私は思っている．だまされないことである．

　また，謝罪が交渉の際の相手の感情を和らげる効果が高いことは言うまでもないが，頭を下げていれば弾が上を通っていくと思っている医者がいることも病院側弁護士としては腹立たしいものである．医者が謝罪文を出しているという事件で，担当医がしっかり文献を調べたり，事後の改善を十分にしているケースはむしろ少ない．謝罪などせず，徹底的な戦い路線をとっている医師や病院の方が，事案を真剣に分析していることが多いものである．

　要は，患者の死をどうやって生かすかである．高齢者が入院中に亡くなると，一生懸命，落ち度のない診療や看護をしたにも関わらず都会在住の，ろくに見舞いにも来ない息子や娘がクレームをつけてくる．彼らに謝罪して大金を払うくらいなら，徹底的に勉強して裁判でとことん争おう．その方が医学と法律の考え方のよい勉強になるし，亡くなった患者も本望であろう．喧嘩とか戦争，格闘技というものは，「よく見て」，「頭をしっかり使った」者が勝つものである．闘いの中で事案を真剣に見て検討し，頭をしっかり使って「言い訳」を考える中で，事案の理解やことの本質が判ってくる．それは，ガイドラインや机上の空論を垂れ流す「医療安全マニュアル」より遙かに事故防止に有効なはずである．

説明義務の暴走
"Informed consent" stampedes

　医療は患者のためのものであり，患者の納得と理解の上に行われるべきことは論を俟たない．しかし，現在の医療裁判で論じられる説明義務は，原告側弁護士や裁判官，もはや一般人の常識も超越して異様な怪物に肥大化している．

　かつてドイツのボッカムで advance directive に関する国際会議に参加したときに，UCLA の Rosenberg という生命倫理学者（MD・分子生物学者）が，法は「医師を打つための杖」に他ならないと言っていたことを思い出すが，現在の説明義務は「法」の本来の予定するものを大幅に超えてしまっていて，医師を萎縮させ，医師から本来であれば患者のための思索と検討の為の時間を奪い，全国民に不幸をもたらすだけの凶暴な爆弾と化している．

　説明義務違反についてはじめて明確に最高裁判所が認めたのは，最高裁昭和56年6月19日第二小法廷判決（判例時報1011号54頁）とされる．

　この判決は，自転車の転倒事故により後頭部に受傷した男児（10歳）の被告担当医師が，患者の父に対して，開頭手術の必要性を告げるとともに，20人分程度の輸血協力の準備を指示し，それ以上の説明がないまま開頭手術を開始．手術開始直後，手術の模様を説明するために両親に手術室への入室を要請したが断られ，代わりに母親の兄が入室し手術の模様の説明を受けたが患者は出血多量で死亡．両親が説明義務違反を理由に損害賠償を請求した治療に関する説明の内容と程度について争われた事件である．

　最高裁は，「原審の適法に確定した事実関係のもとにおいては，頭蓋骨陥没骨折の傷害を受けた患者の開頭手術を行う医師には，右手術の内容及びこれに伴う危険性を患者または法定代理人に対して説明する義務がある

が，そのほかに，患者の現症状とその原因，手術による改善の程度，手術をしない場合の具体的予後内容，危険性について不確実要素がある場合にはその基礎となる症状把握の程度，その要素が発現した場合の対処の準備状況等についてまで説明する義務はないものとした原審の判断は，正当として是認することができる」として，説明義務の存在と範囲を明確化したが，内容は現在の診療を前提とすれば妥当である．

しかしながら，平成 8 年以降に始まった最高裁による連続医師バッシングの中で，裁判所は異様に説明義務を肥大化させ，歪めていくのである．

とりわけ，異常な肥大化の端緒になったのは，いわゆる乳がん事件である（最高裁判所第三小法廷平成 13 年 11 月 27 日判決，判例タイムズ 1079 号 198 頁）．この判決は，乳がんの手術にあたり，当時医療水準として未確立であった乳房温存療法について医師の知る範囲で説明すべき診療契約上の義務があるとされた事例であるが，判示事項は「乳がんの手術にあたり，当時医療水準として確立していた胸筋温存乳房切除術を採用した医師が，未確立であった乳房温存療法を実施している医療機関も少なくなく，相当数の実施例があって，乳房温存療法を実施した医師の間では積極的な評価もされていること，当該患者の乳がんについて乳房温存療法の適応可能性のあること及び当該患者が乳房温存療法の自己への適応の有無，実施可能性について強い関心を有することを知っていたなど判示の事実関係の下においては，当該医師には，当該患者に対し，その乳がんについて乳房温存療法の適応可能性のあること及び乳房温存療法を実施している医療機関の名称や所在をその知る範囲で説明すべき診療契約上の義務がある」というものである．

医師が，よく勉強をして，医療水準には達していない特殊治療があることを知っていれば，そのような治療を行っている医療機関を教えなければならないというのは，勉強している医師ほど損をするということになり，全く合理性がない．

ところが，社会保険庁の失態を見てもわかるように，もっとも説明義務を国民に対して尽くしていない厚生労働省が，こんなばかげた判決を踏襲

表1　診療中の診療情報の提供（国立大学附属病院における診療情報提供に関する指針より）

- 医療従事者は，原則として，診療中の患者に対して，次に掲げる事項等について丁寧に説明しなければならない．

    (1) 現在の症状および診断病名
    (2) 予後
    (3) 処置および治療の方針
    (4) 処方する薬剤について，薬剤名，服用方法，効能およびとくに注意を要する副作用
    (5) 代替的治療法がある場合には，その内容および利害得失
    (6) 手術や侵襲的な検査を行う場合には，その概要，危険性，実施しない場合の危険性および合併症の有無

- 医療従事者は，患者が「知らないでいたい希望」を表明した場合には，これを尊重しなければならない．
- 患者が未成年者等で判断能力がない場合には，診療中の診療情報の提供は親権者等に対してなされなければならない．

して，平成15年12月12日に診療情報提供等の指針を発表している（**表1**）．

　このように，馬鹿判決がいったん最高裁から出されると，医師の義務として一人歩きしてしまう．これに乗じた事件が徳島で起こっている．高松高等裁判所平成17年6月30日の事案である．事実は裁判例として公刊されているものから抜粋している（判例タイムズ1236号260頁～）．

　本件患者は50歳代の教員女性である．夫は内科であるが外科病院に勤務する医師である．患者は左乳房に異状を感じて，平成7年9月14日，県立中央病院外科を受診し，マンモグラフィ等の検査を受けたところ，左乳房の異状は囊胞にすぎなかったものの，右乳房には乳癌を疑わせる石灰化陰影が認められたとして，同病院担当医師から，3ヵ月以内に入院して切除生検を受けるよう勧められた．その後，患者は同僚から，旧国立大学外科の助教授A医師の著書を借り受け，これを読んだところ，A助教授が日本乳癌学会の理事を務めており，乳房温存療法に積極的に取り組んでい

ること，セカンドオピニオンを推奨していることなどを知り，A医師の診察を受けることを決めた．

患者は，10月5日に大学病院でA助教授の診察を受け，その際，A医師の著書を読んで診察を受けにきた旨を告げた．診察に先立ち患者が受けていたマンモグラフィ検査では，右乳房に腫瘤（嚢胞状）陰影のほか，集族した微細石灰化陰影が2ヵ所に認められた．A助教授は患者に対し，微細石灰化陰影は乳癌を疑わせる所見であるとして，健診センターで細胞診等の（精密）検査を受けるよう勧めた．患者は「もし癌であればどのような手術になるのですか」と尋ねたところ，A助教授は「癌と決まってから手術方法を検討すればよい」と返答し，健診センターB医師宛の紹介状を作成した．

患者は，健診センターでB医師からマンモグラフィ検査，超音波検査及び細胞診を受けた．その結果，マンモグラフィ診断基準におけるカテゴリーⅣ（悪性濃厚）に該当し，強く乳癌が疑われると診断された．また，超音波診断基準におけるカテゴリーⅢaに該当すると診断された．細胞診はクラスⅠであった．なお，健診センターにおけるB医師の診察室入口には，B医師が乳房温存療法に取り組み，学会で発表し患者にも好評である旨の新聞記事のコピーが張られていた．

B医師は，同月16日，被患者健診センターにおいて，患者に対し，細胞診検査では癌細胞は発見されなかったため，今後の方針として，3ヵ月ごとの厳重な経過観察を行う方法もあるが，マンモグラフィ検査では，乳癌を強く疑わせる所見が出たため，ただちに切除生検を行って確定診断をする方が望ましいとの説明をし，いずれの方法を選択するか後日連絡するよう求めた．

B医師は，患者が乳癌であると強く疑っていたところ，同年11月5日，前回の受診日から2週間以上経過するのに，患者から治療方針についての返答がなかったことから，患者に電話をかけ，切除生検を受けるよう勧めた．すると，患者は治療方針について決めかねている様子であったため，B医師は翌日受診するよう伝えた．

B医師は，同月6日，健診センターを訪れた患者に対し，経過観察の方法もあるが，広範囲の微細石灰化陰影があること等から約1/3の確率で乳癌の可能性があることを説明し，自分が外来を担当する大学病院切除生検を受けることを勧め，患者は切除生検を受けることを承諾した．

　B医師は，同月30日，妹とともにB医師が外来も担当する大学病院を訪れた患者に対し，再度，右乳房に微細石灰化陰影が広範囲にあり，悪性であることも否定できないこと，確定診断をする目的でロケーション生検を行うこと，切除生検の方法は，局所麻酔をした上で，マンモグラフィで病変部分を撮影しながら同部分を切除するものであること，局所麻酔や生検による合併症の可能性があることなどの説明をした．そして，患者は，手術同意書に署名及び指印をして切除生検の手術を受けることに同意し，患者の妹も立会人欄に署名及び押印をした．

　B医師は，同年12月14日，大学病院で摘出生検を実施し，右乳房の前記石灰化陰影のうち頭側（上側）の病変部分を約5cm切開して切除標本を切り出した．なお，本件生検時のマンモグラフィ撮影では，乳頭側にも微細石灰化陰影が認められた．本件生検後，切除標本のマンモグラフィ撮影を実施し，患者に対し広範囲の微細石灰化陰影がみられることなどを説明した．そして，患者は乳癌であった場合に癌病巣の広がりを診断して乳房温存療法の可否を検討するため，切除標本を通常よりも多い15枚の切片に分けて，病理組織学的診断を依頼したところ，12片に非浸潤性乳管癌が存在し，全乳腺にわたって乳頭腫症及び硬化性腺症がみられ，しかも，3片の一部には，早期浸潤巣の可能性の残る乳管癌の病変が混在しているというものであった．

　A，B医師らは，さらに自ら切除標本（プレパラート）を検鏡し，患者の乳癌について乳房温存療法の適応はなく，乳房切除術によることが適当であるとの意見で一致した．

　そこでB医師は，同月27日，患者に電話をかけ，本件生検の結果，乳癌であったことを伝え，夫とともに来てもらいたいとの申入れをした．患者は，当日は都合が悪く，翌28日は被患者乙原の都合がつかなかった

め，患者の夫の勤務が休みである同月29日にB医師の勤務する国立病院を訪れることにした．

　B医師は，患者及び夫に対し，切除標本を示しながら，大学の病理の助教授の診断では，患者の右乳房の病変は，初期の浸潤が疑われる非浸潤性乳管癌であり，癌細胞の悪性度が高く，切除標本のほとんどすべてに乳管内癌が広がっており，切除標本の断端が癌陽性となっていること，このまま放置すれば，早期に転移する危険は少ないと思われるものの，遠隔転移を起こす浸潤癌に移行する可能性があること，一般に非浸潤性乳管癌の場合，乳房切除術と乳房温存療法があり，自分は乳房温存療法を積極的に行っているが，本件患者の場合，広範囲の乳管内進展型で，マンモグラフィ上も乳房の中に癌がたくさん残っているので，乳房温存療法は適応外であり，乳房切除術によるべきであること，現時点では転移のない癌であるため，乳房切除術を行えば，その予後は良好であること，切除生検から乳房切除までの猶予期間としては，1ヵ月程度は問題ないが，半年経過するとわからないことなどを説明した．

　B医師は，患者らに対し，他の専門医の意見も聞きたいのであれば聞いてもらって構わないことを説明したところ，患者が，「どこへ行ったらいいでしょうか」と質問したので，B医師は，がんセンター等の病院の名をあげた．患者は，乳房温存療法を積極的に推進しているK病院放射線科講師のことを少し聞き知っていたので，B医師に対し同院のC医師のことを質問したのに対し，B医師は，「あそこだけはやめておいた方がよい．内部の人の話だけれど，再発が多く，C先生にかかれなくなって外科にかかり直している」などと返答した．また，夫（医師）は患者に対し，「組織診断は助教授の診断だから間違いない．乳房切除にすべきである」旨の発言をした．B医師は，患者に対し，夫と十分相談し，年明けに返答してほしいと述べた．

　患者は，平成8年1月4日，B医師に電話をかけ，乳房切除術を受けること，セカンドオピニオンは聴取しないことを伝えた．

　そして，患者は，同月9日，国立病院において，術前検査を受けるた

め，B医師の診察を受け，その際，改めて乳房切除術を受けること，セカンドオピニオンの必要はないことを申し出，入院予定日・手術予定日を決めた．

同月中旬頃，事情を逐次B医師から聞いていたA医師は，夫（医師）に電話をかけ，患者の病状についての説明をしたところ，夫は乳房切除術でお願いしたいと述べた．

患者は，同月17日，乳房切除術を受けるため，国立病院に入院したが，合併症として高カルシウム血症があり，上皮小体ホルモンの検査提出の指示を受け，手術後に超音波検査を行うことにした．

同日，患者は，B医師に対し，夫とうまくいっていないことを告げ，高校受験を控えた息子を自分の方に向かせたいので，同人に自分の病気が重いよう伝えてほしいとの申入れをした．これに対しB医師は，夫も医師であり，誤解を招くようなことは言えないとして，患者の乳癌は非浸潤性乳管癌であり，乳房切除をすれば再発はなく，100％の治癒が得られることを説明し，また，患者の副甲状腺（上皮小体）の問題，反対側の右乳房の乳癌発生の危険性については，息子に説明することができると返答した．

B医師は，同月23日，本件手術の実施にあたり，患者及び息子に対し，患者の病状は非浸潤性乳管癌であり，転移はしないが広範囲な乳管内進展を伴っているため，治療方法は乳房切除術の適応となり，同手術において腋窩リンパ節郭清は必要ないものの，腋窩リンパ節のサンプリングは必要であること，その他，全身麻酔や手術による合併症の可能性があることなどを説明した．患者と息子は，説明を受けて，「手術・麻酔・検査承諾書」及び「手術（検査等）及び病状説明書」に署名・押印をして乳房切除術の実施を承諾した．

同日午後，B医師は自ら執刀医となり，A医師を助手として，患者に対し本件手術（乳房切除術）を施行し，患者の右乳房を切除した．腋窩を切開して触診したが，転移を疑わせるリンパ節がなかったため，サンプリングは実施しなかった．

切除標本の病理組織検査結果は，切除標本に小範囲ながら非浸潤性乳管

癌がみられるというものであった．B医師は患者に対し，切除した乳房に非浸潤性乳管癌が残存しており，乳房切除術が妥当であったことを説明した．

このような経過に対して，患者（医師ら）は，乳房温存療法等の治療方法について十分な説明が行われず，患者が自らの意思で治療方法を決定する機会を奪ったなどと主張して，慰謝料 1,000 万円と弁護士費用 100 万円の合計 1,100 万円の支払を求めて提訴した．

これに対して，一審徳島地裁は当然請求棄却となったが，患者側が控訴した．

高松高裁は，最高裁平成 13 年 11 月 27 日判決を引用して，診療各場面における説明義務違反を検討した．

生検をした場面では，「患者から治療方針の選択について返答がなかったからではあるが，B医師の言によれば，医師の方から患者に電話をかけること自体異例のことであるというのであり，しかも，B医師は，今後の方針として 3 ヵ月ごとの厳重な経過観察を行う方法もあることを説明していたのであるから，3 週間弱を経過して治療方針の選択について返答がなかったからといって，<u>患者である当人に電話をかけるということは，患者に診療方針の選択について熟慮する機会を与えるという観点からみた場合，不適切であったとの批判の余地はある</u>」などと言いながら，3 週間弱という期間が治療方針の選択について熟慮するための期間として短きに過ぎるとまではいえないから，患者の熟慮の機会を奪ったとまでいうことはできないと患者の言い分を退けた．

しかし，手術場面では，説明自体がなかったという患者側の主張を退けたが，「他に選択可能な治療方法が医療水準として未確立の療法であっても，少なくとも，当該療法（術式）が少なからぬ医療機関において実施されており，相当数の実施例があり，これを実施した医師の間で積極的な評価もされているものについては，患者が当該療法（術式）の適応である可能性があり，かつ，患者が当該療法（術式）の自己への適応の有無，実施可能性について強い関心を有していることを医師が知った場合などにおい

ては，たとえ医師自身が当該療法（術式）について消極的な評価をしており，自らはそれを実施する意思を有していないときであっても，なお，患者に対して，医師の知っている範囲で，当該療法（術式）の内容，適応可能性やそれを受けた場合の利害得失，当該療法（術式）を実施している医療機関の名称や所在などを説明すべき義務があるというべきである．とりわけ，乳癌手術は，体幹表面にあって女性を象徴する乳房に対する手術であり，手術により乳房を失わせることは，患者に対し，身体的障害をきたすのみならず，外観上の変貌による精神面・心理面への著しい影響をもたらすものであって，患者自身の生き方や人生の根幹に関係する生活の質にも関わるものであるから，乳房切除術を行う場合には，選択可能な他の療法（術式）として，乳房温存療法について説明すべき要請は，そのような性質を有しない他の一般の手術を行う場合に比べて一層強まるものといわなければならない」と平成13年上記最高裁判例を引用した．

　上記は，他に選択可能な治療方法が医療水準として未確立の療法である場合についてであるが，本件手術がされた平成8年における乳房温存療法の実施率は27.5％に達し，同療法は，乳癌を扱っている多くの医療機関で実施され，乳房切除術に次ぐ標準的な術式として普及していた，というのであるから，「乳房温存療法は，本件手術当時には，乳癌に対する治療方法としてすでに確立された療法であったということができる」とした．高松高裁は生検結果などからは本件の患者の乳癌は，乳房温存療法の適応である可能性は低かったものと認められるとしながらも，1審判決を覆して説明義務違反に基づく240万円の損害賠償を認めたのである．

　また，高松高裁は，A，B医師らは，乳房温存療法を積極的に実施していたものであり，患者がA医師の診察を受けたのは，乳房温存療法に積極的に取り組み，セカンドオピニオンを推奨しているという著書を読んだからであり，患者は，受診の際，A医師に対し，上記著書を読んで，診察を受けにきた旨を告げていること，健診センターにおける診察室入口には，B医師が乳房温存療法に取り組み，学会で発表し，患者にも好評である旨の新聞記事のコピーが張られていたことや，乳房温存療法の可否を検討す

るため，切除標本を通常よりも多い15枚の切片に分けて，病理組織学的診断を依頼したこと，といった客観的状況や，患者から乳房温存療法を積極的に推進しているK病院C医師のことにつき質問を受けたこと等から，「医師等は患者が乳房温存療法に強い関心を有していることを認識していたものと推認される」と認定している．

そして，「温存療法を強く希望する患者に対しては，乳房温存療法を実施した場合の危険度を説明した上で，これを実施している医療機関も，少数ながら存在し，医師らはこのことを知っていたのであり，しかも，被患者医師らは，患者が乳房温存療法について強い関心を有していることを認識していたのであるから，乳癌手術の特殊性や，乳房温存療法について説明すべき要請の強さに鑑みると，医師らは，患者の乳癌について，自らは乳房温存療法の適応がないと判断したのであれば，乳房切除術及び乳房温存療法のそれぞれの利害得失を理解した上でいずれを選択するかを熟慮し，決断することを助けるため，患者に対し，被患者医師らの定めている乳房温存療法の適応基準を示した上，患者の場合はどの基準を満たさないために乳房温存療法の適応がないと判断したのか，という詳細な理由を説明することはもちろん，再発の危険性についても説明した上で，医師らからみれば適応外の症例でも乳房温存療法を実施している医療機関の名称や所在を教示すべき義務があったというべきである」とした．

そして，「B医師は患者に対し，患者の乳癌の場合，広範囲の乳管内進展型で，マンモグラフィ上も乳房の中に癌がたくさん残っているので，乳房温存療法は適応外であり，乳房切除術によるべきであることを説明したに留まり，乳房温存療法が適応外であることについての上記説示のような詳細な理由を説明したとは認められない」と，とんでもない認定をしている．

また，B医師は患者に対し，他の専門医の意見も聞きたいのであれば聞いてもらって構わないことを説明し，患者が，「どこへ行ったらいいでしょうか」と質問したのに対し，がんセンター等の名をあげたのであるが，「これは，乳房温存療法は適応外であり，乳房切除術によるべきこと

とした判断についてセカンドオピニオンを受けることのできる具体的な医療機関を教示したに留まるから，この事実をもって，医師Bからみれば適応外の症例でも乳房温存療法を実施している医療機関の名称や所在を教示したと認めることはできないから説明義務違反がある」と断じ，そして，B医師が患者に対してした説明は，本来，A医師が説明をすべきところをB医師がA医師に代わって行ったものであることが認められるからA医師も同様，説明義務違反があるというべきであると判示した．

このようなトンデモ判決に対して，上告及び上告受理申立がされているが，最高裁で平成18年9月に却下されて，この馬鹿げた判決が確定している．

本当に唖然とする判決である．想起したのが，クリーニング屋に預けたズボンをなくしたとして，日本円で67億円の損害賠償を求める裁判を起こした米国の馬鹿裁判官の話である．これは消費者保護法を濫用し「法の乱用の世界的シンボル」（ＡＰ通信）といわれた裁判だが，ワシントン高等裁判所は，「店が『満足保証』との看板を掲げていたとしても，『満足保証』とは，顧客の不当な要求まで満たすものではない」としてこの馬鹿げた請求を棄却した．

医師が，夫が医師である教員に対して，病理診断に基づいて手術適応がないことを説明し，セカンドオピニオン先まで紹介しているにも関わらず説明義務違反だとはあきれるばかりである．判示内容も，医師として具体的にいったい何を説明すればよかったのかよくわからない内容である．そもそも，乳がん手術の際の説明は何のために行うのか．患者の自己決定に必要な情報を提供するためではないか．内科医とはいえ外科病院に勤務する医師の夫があり，本を読んで自分で調べて医療機関を訪れている知的能力の高いはずの教員が，医師からこれだけの情報を得て自己決定ができないというのであれば，いったい自己決定を可能とする情報なんて世の中に存在するのだろうかとの強い疑問が沸く．

また，乳がんについては乳房摘出を行っても，現在では形成外科の進歩で，形態的にはかなりの再建が可能である．裁判所の乳房切除術への「偏

見」自体が誤ったものであり，形成外科学会からも強い非難をしてもらいたいものである．

　このような馬鹿げた判決は，脳動脈瘤の判決でも出されている．東京地方裁判所平成14年7月18日（判例秘書登載）は，左内頸動脈分岐部に未破裂脳動脈瘤が発見された患者に対し，大学病院の医師が，コイル塞栓術を実施したが成功せず，患者が死亡した事件で，コイル塞栓術を選択したこと，手術手技等については，被告病院の医師の過失は認められないが，コイル塞栓術の術中の危険性につき，患者が危険性を理解できる程度の十分な説明義務を尽くさなかった点に過失を認め，それと因果関係を有する患者の死亡による損害6,640万円を賠償する責任を負うものとしている．説明義務違反は手術ミスと同じ責任を負うとするとんでもない判例である．裁判所は，説明義務違反について医師の証言を引いて，強引な認定をしている．裁判官なる人種が，どのような認定をするか参考になるので示しておく．なお，この判決は東京高裁で説明義務違反はないとするまっとうな判決が出て逆転されたが，最高裁が再度逆転して高等裁判所へ差し戻しになっていたが差し戻し審で880万円という高額の説明義務違反慰謝料を認める判決が出た（最高裁判所平成18年10月27日判決，判例タイムズ1225号220頁）．

　裁判所の奇妙な認定手法を勉強してもらうために長くなるが引用しておこう．

「患者は，コイル塞栓術を受けることを承諾しているが，D医師らは，上記のとおり，『十数例実施したがすべて成功している』，『うまくいかなかったときはただちにコイルを回収する』，『無理はしません』という医師の言葉を聞いたことから，心配はないと考えて手術を承諾したものである．それは，患者入院前の行動や手術直前の会話からも明らかである．これらの言動は，手術中の死の危険性をいささかでも認識している者の言動としては極めて不自然だからである．手術中の死の危険性をいささかでも

認識していたとすれば，手術前の言動は理解しがたい．

　この点につき，上記認定のとおり，コイル塞栓術の合併症による死亡の危険性について説明しており，その趣旨の説明がなされたことは診療録にも記載がある．しかし，具体的にどのような説明がなされたのかについて，医師の供述には，疑問を抱かざるを得ない点がみられる．

　まず，2月27日の時点で，具体的に誰がどのような説明をしたのかについては，医師の間で微妙な食い違いがある．D医師は，『致死的となる可能性・・・についてはE医師より説明があったと記憶しています』，『私もしたと思いますし，現実に執刀するのはF先生なので，後はE先生，まあ，やる先生にお任せしたというつもりでいました』と述べている．他方，E医師は，死亡の危険性について説明したのかとの問いに対し，『文献上の死亡率の話を，さらっと触れたと思うんですけど』，『私はしたと思います』と答えながら，さらに，『それまでにD先生の方から十分な，おそらく数ヵ月もかけて，この危険性とかの説明はあったと私は理解しているんですね．ですから普通は，未破裂脳動脈瘤についての説明というのは，前日にするというようなものじゃないですね．・・・それまでにD先生の方から，そういう詳しい説明はあったと思います』と述べている．両医師とも，自分以外の医師が詳しく話しているといった，極めて曖昧な言い方をしており，具体的にどこまでの説明がなされたのか疑問が残る．

　E医師は，1月26日及び2月23日の説明に際し，コイル塞栓術による合併症による死亡の危険性について，『コイルを入れる段階で，動脈瘤をコイルで破って，その場でくも膜下出血になって亡くなった人もいるし，コイルあるいはカテーテル自身で脳血栓を誘発して，その結果脳梗塞になるという合併症もあり得るという話をしたと思う』，『開頭術で，いきなりその場で亡くなるとか，術後にいきなり亡くなるということはまずないけれども，コイル術の場合は，脳梗塞の場合もだが，人為的に血管を破ってしまうと，もうその時点で救いようがなくなってしまうので，怖い治療法と思っていた』，『コイル術については厳しい方向の話をしたと思う』と述べている．しかし，このような趣旨の説明がなされていたとすれば，患者

らが，2月27日の段階で，D医師が術中の安全性が高いと考えていた開頭手術から従来同医師が術中の危険性を強調していたコイル塞栓術の実施への突然の方針変更を，わずか30分から40分の説明で承諾することはなかったのではないかと考えられること，2月27日の説明の際に，患者らは，コイル塞栓術実施後の脳梗塞の危険性については医師に質問しているものの，上記供述にあるようなコイル塞栓術実施中の危険性や死亡の危険性，その対策に関して質問がなされた形跡がないことからすると，D医師が上記のような説明をしたというには疑念が残る．さらに，コイル塞栓術の実施は，2月27日の説明の際には，翌28日の午後1時30分からと予定されたが，その後，手術室が空いたからという理由で28日の午前中に実施することに変更された．しかるに，手術時間の変更は原告ら家族には連絡もされていなかった．また，コイル塞栓術が成功しなかった場合には当初の予定通り開頭手術を行うこととし，2月29日に予定されていた開頭手術のための手術室はそのまま確保したままとなっていた．

　このような対応からすると，被告病院は，コイル塞栓術の術中の危険性についてそれほど強い認識はもっておらず，コイル塞栓術でうまくいかないときは開頭手術を実施すればよいとの認識を有していたことが推認できるところ，このような認識をもちながら，コイル塞栓術の術中の危険性についての説明を十分に行っていたとするには，疑問が生じる．

　他方，D医師及びE医師は患者らに対し，コイル塞栓術の実施について，『十数例実施したがすべて成功している』，『うまくいかなかったときはただちにコイルを回収する』，『無理はしません』，『脳血管撮影のときと同じ方法で血管内にカテーテルを通して行うもの』といった趣旨の説明をしたことは前認定のとおりであるが，これらの説明はいずれもコイル塞栓術の安全性を強調するように受け取られるものである．2月27日の段階では，被告病院がコイル塞栓術の方を進める方針を有していたことからすると，上記のような安全性に力点を置いた説明になった可能性は十分に考えられる．

　このようにみてくると，コイル塞栓術の実施中の危険性や死亡の危険性

を2月27日あるいはそれ以前に十分に説明したとする医師らの供述は，にわかに措信しがたいところがあるといわざるを得ない．本件は，コイル塞栓術の術中の危険性について十分な説明がないまま，患者らがコイル塞栓術の安全性に関する被告病院の説明を信じて，危険性を認識することなく本件手術を受けることを決定し，手術に臨んだと理解するのがもっとも素直な見方であると考える．

　前記のとおり，未破裂脳動脈瘤は年間破裂率が約2%程度と考えられており，それを手術しない選択肢もとり得たこと，手術をするにしても，当初予定したとおり開頭手術を選択することもあり得たこと，患者らは，死亡の危険性があるのであれば手術を受けないと考えていたことが窺えることからすれば，仮に被告病院の医師らが説明義務を尽くしていれば，本件手術を受けなかった可能性が高く，仮に本件手術を受けなければ本件手術中の原因不明の事故による死亡の結果も生じなかったことが認められるから，被告は，上記説明義務違反と因果関係を有する患者の死亡による損害を賠償する責任を負うものといわざるを得ない」．

　ひたすらに呪文のように患者に手術したら死ぬよと言いつづけよと言わんばかりの判決．脳神経外科医が減るのはまことにもっともである．

説明義務違反は高くつく
Negligence of the duty for informed consent costs much

　説明義務違反は，通常，患者の自己決定権を侵害しただけなので，精神的慰謝料相当額の支払いが命じられるにすぎない．裁判所基準では，さまざまであるが，通常は 300 万円程度が相場である．
　このような説明義務違反の慰謝料は，医療ミスといえるようなものは認定できないが，裁判所は，何とか弁護士費用くらいは払わせたいと思うのか，無理矢理こじつけてしまうのが近時の傾向である．
　そこで，死亡事案などでは高額になる傾向があるが，医師患者関係の信頼を破るような対応だと高くなるとされるが，必ずしも一定していない．
　最高裁判例から，もはや確立したともいえる乳がんの場合の乳房温存療法か部分切除 + Radiation かといった選択に関する説明義務違反では大阪高裁平成 14 年 9 月 26 日判決では 120 万円を認容している（判例タイムズ 1114 号 240 頁）．
　また，死亡事案でなくても特殊な方法による隆鼻術や下顎手術を行う場合は，医師は患者に対して，特殊な手術方法であること及びそれによる結果について十分説明し，その納得を得た上で施行しなければならないとして 297 万円を認容したもの（広島地方裁判所平成 14 年 9 月 24 日判決，判例秘書登載）がある．
　エホバの証人で輸血拒否をしているケースでの無断輸血では，宗教的人格権に基づく請求に対して，最高裁は患者の選択権を奪った自己決定権侵害であると判断して 55 万円を認容している（最高裁判所平成 12 年 2 月 29 日判決，判例時報 1710 号 97 頁）．
　このような説明義務違反に関する裁判例は多数あり，特に目新しいものではない．裁判所も非常に安易に説明義務違反を認定するので，訴訟においては医療ミスの主張だけでなく，必ずと言って良いほど説明義務違反を

あわせて患者側は主張するし，裁判所もこれだけを認定したり，説明義務違反はありそうだからと和解金を支払うように医師側に強く言う場合も多い．

ところが，問題は説明義務違反によって死亡したと認定される場合である．適切な説明をすべきであり，そのような説明がなされていたら，当該手術など絶対に受けなかったなどと認定されると，死亡は説明義務違反のせいだということになり，ただちに医療ミスで患者が死亡した時と全く同じ額の支払いが命じられるのである．

悪徳不動産業者による粗悪マンションの販売や高齢者に対する先物取引を持ちかけるような悪質なケースならともかく，通常は医師が適切と思って治療を勧めているのであるから，何かしら告げるべきとされる情報が漏れていたとしても，それで当該治療を選択したとは言えないのであるから，よほどの事情がない限り，説明義務違反と死亡との因果関係など認めようもないと思われるが，裁判官の中には安易に認める者もいる．

名古屋地裁平成12年3月24日判決（判例時報1733号70頁）では，平成5年に卵巣癌の患者に対して薬事法に基づく承認前の治験薬を投与したところ，骨髄抑制をきたして好中球，血小板減少で死亡した事案で，「本件診療当時においても，臨床試験を行い，あるいは治験薬を使用する治療法を採用する場合には，インフォームド原則に基づく説明義務として，一般的な治療行為の際の説明事項に加えて，当該医療行為が医療水準として定着していない治療法であること，他に標準的な治療法があること，標準的な治療法に拠らず当該治療法を採用する必要性と相当性があること，ならびにその学理的根拠，使用される治験薬の副作用と当該治療の危険性，当該治療計画の概要，当該治療計画における被験者保護の規定の内容及びこれに従った医療行為実施の手順を被験者本人に十分理解させ，その上で当該治療法を実施するについて自発的な同意を取得する義務がある」として，説明義務違反を認め，かかる説明があれば，当該治験薬の使用には同意しなかったと認められるから，本件患者の余命が1年程度でも慰謝料3,000万円を支払えとしている．

余命1年の卵巣癌で化学療法を受ける以上，わらをもすがる思いで治験薬にも飛びつくことは十分予想されるのであるから，因果関係を認める結論は非常に疑問である．また，余命1年の患者の死亡慰謝料3,000万円というのは異常な高額である．一種の「トンデモ判決」と言えよう．
　説明義務と因果関係を認めたものに東京地方裁判所平成16年3月31日判決（判例秘書登載）というものもある．
　本件は，被告の開設する病院（被告病院）において平成11年頃，ろ胞性大細胞型B細胞型に分類される中悪性度非ホジキンリンパ腫寛解後の経過観察を受けていた患者が，悪性リンパ腫を再発し，被告病院に入院して，自己末梢血幹細胞移植併用大量化学療法の実施を受けたところ，1ヵ月余り後に多臓器不全により死亡した事案である．
　原告側はさまざまな過失を主張したが，当該療法に関する十分な説明を行わなかったことにより本件患者が死亡したなどとも主張して，1,361万7,151円余を損害賠償請求した．
　再発例なので，通常量サルベージ療法であるESHAP療法が3回にわたって行われた後，平成12年5月27日から自己末梢血幹細胞移植併用大量化学療法が実施された．
　医師は，本件患者及び原告に対し，3月17日に①ESHAP療法により腫瘍は縮小傾向にあること，②ESHAP療法の効果としては，NRからPRの間くらいであるが，1回しか施行していないため，まだ評価できないこと，③選択肢として本件療法があること，④本件療法の効果は今の段階では予想することができないこと，ただ，⑤とりあえず自己末梢血幹細胞移植の準備をしたいので，本件療法を受けたいのであれば末梢血を採取したいこと，⑥本件療法では，抗がん剤投与，放射線照射というかなり強い治療をするが，その場合，自己の造血細胞が死んでしまうので，採取しておいた幹細胞を戻しながら治療をしていくこと，⑦あと2，3回くらいESHAP療法を行うこと，⑧幹細胞を採取し，2，3回大量の抗がん剤を使用して，自己末梢血幹細胞移植を行うという治療を，5月下旬くらいに行う予定であること，⑨2回目のESHAP療法をして腫瘍に変化がなければ

説明義務違反は高くつく

本件療法を行っても効果がない可能性があること，⑩本件療法は生命の危険を冒すリスクがあること，⑪骨髄移植をする患者は半数が亡くなっているが，被告病院においては本件療法を行って亡くなった患者は例がなく，他方で悪性リンパ腫の再燃で亡くなることはあることなどを説明した．

さらに医師は3月27日，患者に対し，①2回目のESHAP療法の後のCT検査，Gaシンチの結果をみて，3回目のESHAP療法をするかどうかを決め，これを行う場合，2回目と3回目のESHAP療法のどちらかの治療効果により，本件療法を行うかどうかを決めること，②2回目のESHAP療法の後のCT検査，Gaシンチの結果，治療効果がないということであれば，今後の治療方針は本件患者と相談して決めることになること，③造血幹細胞の採取を4月3日から5日にかけて行うこと，④造血幹細胞採取での死亡の報告はないが，副作用はゼロではないのである程度のリスクはあること，⑤本件療法の副作用は個人差はあるが多かれ少なかれあること，⑥悪性リンパ腫は1回再発してしまうと完全に腫瘍が消える人は数％であるから，本件療法を試してみることを勧めるが，ただし，本件療法を行ったからといって確実に治るとは言い切れないことなどを説明した．

そして，5月8日，医師は患者や家族に対し，①本件療法の時期は5月末から6月初めを目途に予定していること，②本件療法に関する合併症（腎機能の低下，感染症，肝障害，出血傾向，心不全等）などについて説明した．

このように詳細な説明を行っているが，裁判所は「本件療法の効果が生じない可能性について説明された点については正当であるが，全体としてみた場合に，本件療法の有効性がかなり高いと受け取られかねないものであった」，「本件療法が行われる直前である同年5月25日の説明については，前提事実等のとおり，3回目のESHAP療法後のCT検査，Gaシンチでは腫瘍にほとんど変化はなかったことについて説明がされたものの，本件証拠上，本件患者が3回のESHAP療法によってPRに至らず，従って，本件療法を行っても効果がない可能性がかなり高いことについて説明

し，それでもなお治癒の可能性に賭けて本件療法を受けることを本件患者が承諾したことを示すものはない」，「また，本件療法の副作用，死亡の可能性といった危険性についての説明内容をみると，本件療法は生命の危険を冒すリスクがある，本件療法を行って亡くなった患者は被告病院においては例がない（平成 12 年 3 月 17 日の説明）といったものの他，腎機能の低下，感染症，肝障害，出血傾向，心不全等の合併症が起こりうることの説明（同年 5 月 8 日の説明）に留まるものであり，本件療法の危険性について一応の説明はなされているとは言え，どの程度の可能性でその危険が現実化するかという点についての説明がなされているとは言えないし，『本件療法を行って亡くなった患者は被告病院においては例がない』といった，受け手に本件療法の危険性について楽観視させかねない説明内容も含まれていた」，「さらに，本件療法の副作用による苦痛について，被告医師が本件患者に対し具体的かつ詳細に説明したことを認めるに足る証拠もない」などと言い，「以上のとおり，医師の本件患者に対する説明内容によっては，本件患者は，本件療法を開始するまでに，自らに対する本件療法の有効性，副作用や死亡の可能性といった危険性についていずれも十分に認識することはなかったと言えるから，本件患者が治癒の可能性に賭けて本件療法を受けることを真に了承したとは認めがたい．このような事情のもとにおいては，医師が本件患者に対して本件療法を実施することはやはり是認されず，被告 B は，本件療法を実施すべきではなかったと解するのが相当である」と結論づけている．

そして，「本件患者は，本件治療開始直後から副作用の症状を生じ，自己末梢血幹細胞が輸注された翌日から腎機能，肝機能が顕著に悪化し，心不全も生じた上で，これらに改善が見られないまま，多臓器不全で死亡した．このような経過に照らすと，本件患者は，本件治療（とりわけ自己末梢血幹細胞移植）の副作用により死亡したのであり，本件治療が実施されなかったならば本件当日（平成 12 年 7 月 5 日）に死亡することはなかったものと推認される．そうすると，被告医師の上記義務違反と本件患者の死亡との間には相当因果関係があると認められる」として，医療ミスによる

死亡と全く同額の1,161万7,151円を認容しているのである．

　説明と同意を前提に許容される治療で死亡した場合は，その治療が仮に完璧に行われ，単なる不可避的な合併症で死亡した場合であっても，当該治療を行ったこと自体が過失であるから治療中に医療ミスで死亡した場合と同じであると言うのである．

　手術などの侵襲的医療行為はもとより，現在では建前上すべての医療行為に十分なインフォームドコンセントを前提とするべきということになっているから，これが不十分ということになれば，ただちに当該医療は「行うべきではなかった」医療行為ということになり，当該医療行為で合併症で死亡した場合には，医療ミスで死亡したのと同様，全損害について賠償義務が生ずることになる．さすがに，このような乱暴な考えをとる裁判所は多くはなく，通常は死亡との因果関係までは認めないことが通例であるが，裁判所は医療行為も先物の勧誘も同様な処理をするので，患者の生命やQOLなどを考えるよりも説明と同意の方が重要であるということになる．医師は何のために存在しているのか疑問すら覚える暗澹たる判決である．

　また，横浜地方裁判所平成19年3月22日判決（判例時報1987号50頁）は，68歳の大学教授が，真珠腫の手術を大学附属病院で受けたが，誤嚥性肺炎で死亡した事案で，真珠腫性中耳炎は保存的療法では治癒せず，進展すると重篤な合併症を生じる可能性がある疾患であるから，説明義務を尽くした上で，患者の同意を得て，EF20％の心疾患のある患者にCAG等の検査を行い，できるだけ速やかに真珠腫除去手術を実施すべき義務があったが，同意を得るための説明義務を果たしていないとされた事案である．

　裁判所は「医師は，耳鼻科における患者の主治医として，患者の真珠腫性中耳炎の進行の程度を考慮し，患者には真珠腫除去手術の適応があると判断したのであるから，①真珠腫性中耳炎は保存的療法によっては進行をくい止めることはできず，手術しなければ治癒しないこと，②真珠腫性中耳炎を放置すれば頭蓋内等に危険な合併症が生じるおそれがあること，③

感染が加われば悪化し，急性増悪をきたして骨破壊が急速に進行し合併症をきたす可能性が高まること，④手術をしても，少しでも残すと遺残性再発が起こるので完全摘出が必要であること，⑤安定した状態でも頭蓋内合併症を引き起こすことがあることを念頭に注意深く経過観察をしなければならないこと，⑥平成5年9月の時点では頭蓋内侵襲はしておらず，緊急に手術を要する状態ではないが，手術を行わない場合，定期的にCT検査等を行って進行状態を把握する必要があり，進行が明らかであったり，合併症を生ずる可能性があればその時点で手術を行わなければならないこと，⑦真珠腫除去手術自体に髄液の漏れから顔面神経麻痺が生じるリスクがあること，⑧心機能の状態はよくないので，全身麻酔下での手術には高いリスクが伴うこと，⑨手術を行うのであれば，CAGを実施し，心機能の状態を把握してから手術の適否を判断する必要があること，⑩CAGとは，造影剤とカテーテルを使って，心臓の血管の状態をみる検査であること，⑪CAGには合併症や副作用が見られること等を説明する義務があったというべきである」として，「医師は，上記のような内容の説明を行う義務を負っていたにも関わらず，初診時の平成5年9月9日になるべく早く手術をして耳をきれいにした方がよい旨，患者の心機能が低下していることが判明する前の同月13日に，真珠腫が頭蓋内に侵襲するのを予防するために手術が必要であり，手術した場合，顔面神経麻痺の可能性がある旨，同年11月4日に，患者らに対し，心機能に関する検査の結果，手術には高いリスクがあると判断して手術を見合わせることにした旨説明したが，真珠腫性中耳炎は保存的療法で進行をくい止めることはできず，手術をしなければ治癒しないこと，放置すれば頭蓋内等に危険な合併症が生じるおそれもあること，平成5年9月の時点では頭蓋内侵襲はしておらず，緊急に手術を要する状態ではないが，手術を行わない場合，定期的にCT検査を行って進行状態を把握する必要があり，進行が明らかであったり，合併症を生ずる可能性があればその時点で手術を行わなければならないこと，CAGの必要性，危険性等を説明しなかったことが認められる」として説明義務違反を認め，「本件において，患者の原死因は真珠腫性中耳

炎にあると認められるところ，被告病院の医師が適切な説明義務を尽くした上で，手術に向けた経過観察（定期的な CT 検査等の画像診断や内科や脳神経外科の医師との相談）を行っていれば，遅くとも，平成 8 年 4 月に患者が後頭部左側の鬱陶しい感じを訴えた時点までには患者の真珠腫の進展が把握されたはずであり，その旨の説明を受けることにより，患者は CAG，真珠腫除去手術に同意した可能性が高く，そうであれば，同年 8 月から同年 12 月の間の真珠腫が増悪する前に完全摘出術を受け，脳神経圧迫（脳神経麻痺）を生じさせることはなかった可能性が高い．従って，説明義務違反及び経過観察義務違反の過失がなければ，平成 9 年 10 月 1 日の死亡を回避できた高度の蓋然性があると認めることができる」などと認定して約 5,000 万円の損害賠償を認めている．

CAG についてのリスク説明も，楽観視させることは許されず過酷なリスク説明を裁判所は義務づけるのであろうから，本当に心臓バイパスまで受けて手術を承諾していたか，非常に疑問である．なぜ術後の誤嚥性肺炎の事案が，このようなトリッキーな認定で「患者を殺した」とされるのか，錬金術の妙としか言いようがない．

その他，説明義務と死亡との因果関係を認めた有名な事案として，防衛医大にて脳動脈瘤を有する患者にコイル塞栓術を実施したところ同患者が脳梗塞により死亡した事故がある．この事案はまず，東京地裁が説明義務違反と，説明義務違反と死亡との因果関係まで認める判決を出し（東京地方裁判所平成 14 年 7 月 18 日判決，判例秘書登載），控訴審の東京高裁は説明義務違反もないと否定したが，さらに最高裁で再逆転して説明義務違反を認めたが（最高裁判所平成 18 年 10 月 27 日判決，最高裁判所裁判集民事 221 号 705 頁），差し戻し審の東京高裁は，説明義務違反と死亡との因果関係までは認めなかった（東京高等裁判所平成 19 年 10 月 18 日判決，判例タイムズ 1264 号 317 頁）．

よく，医療事故報告書などに，説明が不十分であったとか記載しているものがある．逆に手術ミスであったなどという事故報告書はほとんどない．また，医師会などの賠償の検討会でも説明不十分などと第三者として

批判する医師も多い．しかし，説明義務違反はこのように手術ミスに匹敵する損害賠償が認められることも多く，法的にも手術ミスと同じ請求原因の要件である「過失」である．手技ミスは滅多に認めないが安易に説明義務違反を認めること自体，説明を軽んじていることになるのではないかとも思う．

医師の過労死
Overwork death of physicians

　過労死は現在の日本では珍しいことではないが，日本でもっとも過労に追い込まれている医師の過労死事案は，自らは患者の過労を回避するアドバイスをして，患者の過労死を避ける立場にあるにも関わらず，患者の診療のために過労死するという点で悲惨極まりないものがある．家族にとっても，医師は，通常の会社員に比較しても，とりわけ一家の経済的精神的支柱として極めて大きい存在であることや，バリバリ働いている中での急死ということで受け入れがたい点が大きい．このため，過労死は法的なトラブルに発展することも多く，訴訟例も多い．

　過労死は労働に帰因する死亡，すなわち労災事件であるので，第1ラウンドは労災認定の問題である．労災と認定されると労働者健康福祉機構に申請して労災給付を請求できるのであるが，そのためには労働起因性が要件となる．くも膜下出血や心筋梗塞で死亡しても，仕事のせいか，はたまたもやもや病のせいか，雀荘でのたばこの吸いすぎかどうかが問題になる．労働起因性が認められれば過失の有無は雇用者も労働者にも必要はなく，因果関係のみで労災給付がなされる．

　ここで労災認定されれば良いが，労災認定されない場合には労災認定却下処分を取り消すよう求める行政訴訟を労働者の遺族が起こすことになる．このような裁判も多い．

　そして，最近増えているのが，労災認定をもらってから，会社などの雇用者を安全配慮義務違反で訴える事案である．労災認定で，労働との因果関係が認定されると，過労死は過重な勤務をさせた雇用者が悪いということで雇い主を訴えて，労災給付に付加して損害賠償まで取ろうというものである．過労死の多くは「家族のために」働き過ぎた結果がほとんどであろうに，会社がすべて悪いと請求するのは少し釈然としないものがある

が，裁判所は比較的簡単に認める．労働基準法という国際的にも労働者に手厚い労働者保護法に反して残業などが多い現実はあるから，安全配慮義務違反は認定されることが多いのである．

　器質的疾患に起因する医師の死亡事案として有名なものとして関西医大研修医過労死事件（大阪高等裁判所平成16年7月15日判決，労働判例879号22頁）がある．この事件は，平成10年3月に被告大学を卒業後，耳鼻咽喉科の臨床研修医として研修していた医師である．その研修業務の内容は研修医としては通常のものであったようだが，裁判所の認定では研修時間は午前7時半から午後11時頃まで勤務，休日も頻繁にポケットベルで呼び出されるなど，平均して1ヵ月300時間を超えていたとされている．研修医は同年8月16日，自宅で急死しているのが見つかったが，両親が，医師の死亡は病院の安全配慮義務違反による過労が原因であったと主張して計1億7,200万円の損害賠償を請求した．

　一審は，①「労働契約関係と同様な指揮命令関係」が認められるから研修医も労働者であると認定し，②死因は，急性心筋梗塞の蓋然性が高い，③病院側は研修に伴う疲労や心理的負荷等が過度に蓄積して心身の健康を損なうことがないよう研修内容の軽減など健康管理に注意を払うべき安全配慮義務に違反した，④研修の実態は過大な心身の疲労をもたらしうるものであり，病院側がその実態を十分に把握していれば，研修医が健康を害するおそれがあることを予見でき，安全配慮義務を履行していれば死亡は回避できたと考えられるから，安全配慮義務違反と研修医の死亡との間には相当因果関係が認められる，と判断し，病院を開設していた学校法人に対し計1億3,532万円の損害賠償を命じた．学校法人は控訴した．

　控訴審では，①平日午後7時以降の居残りは研修医各自の任意に基づくものである，②研修による負担は質的，量的に過重といえない，③死因は，ブルガダ症候群の発症（特発性心室細動．突然死に至る可能性がある）とみるほかなく，研修とその突然死との間に関連性がないし，突然死については予見可能性がなく，相当因果関係は成立しない，④突然死については本人にも健康保持に努めるべき義務があったから，その損害につき

過失相殺がなされるべきである，などとの病院側の反論に対する判断をしている．

本控訴審判決は，基本的に一審判決を支持したが，ブルガダ症候群の心室細動によるとの医学的知見を採用して，損害について研修医の素因減額と過失相殺を認め，素因減額を1割5分，過失割合を2割とし，その他既払いの労災補償法上の保険給付金につき減額を認めて被控訴人の賠償請求総額を8,436万円と算定してその限りで原審判決を変更した．

研修医と病院との関係について，本判決は，研修目的に由来する自発的な研鑽行為としての傾向があったものの，労働契約関係と同様の指揮命令関係があったから，夜も労働であると認定した．また，本判決は，研修の担当業務の内容自体からは「ただちに過重な業務と認められない」としつつ，結論として研修医が心身の過労状態にあったことを認めた．

研修医の死因については，一審以来の大きな争点であり，一審は急性心筋梗塞説を採用したが，本判決は，これに重大な疑問があり，高度の蓋然性は認めがたいとして，ブルガダ症候群の発症としての特発性心室細動とみるのが「経験則に合致する」とした．そして，本判決も，その発症は過労や精神的ストレスによって引き起こされることが多いとの医学的知見に基づき，死亡との間に因果関係を肯定したが，一方でこれを素因減額の根拠とした．

研修医に対する病院の安全配慮義務の内容についても，「研修業務の遂行による疲労の蓄積により過労状態に陥り，心身の健康が害されることがないように，研修時間や研修の内容密度が適切であるよう配慮するか，あるいは，それが難しければ，研修医の健康管理に注意を払い，少なくとも定期的に大学入学時に実施したものと同程度の内容（心電図検査は当然含まれる）の健康診断を実施するなど，一定の措置を講じるべき義務を負っていた」とした．

そして，「病院が安全配慮義務の履行を怠って，研修医に対する健康管理を実施しなかったことが，自然的経過を超えて素因としてのブルガダ症候群を急激増悪させ，その突然死を招来した」と認めている．

過失相殺については，一審は否定したが，控訴審は，医師免許を取得した医師である以上，自らの健康保持に努めるべき義務があり，特に自らの健康の異変を認識していた以上，健康診断を受診するなど然るべき処置を講じていれば発症回避の可能性があったとして，2割の過失相殺を認めている．

　私も大学で講演することが多いが，講演時間を遅く開始すると研修医に出ろと言えなくなるから早く開始して欲しいなどと言われるようになった．「医者の不養生」という言葉があるように，医者こそが社会の宝として厳重な健康管理を受けるべき存在であることは言うまでもない（パイロットと比較するとあまりにお粗末である）．しかし，医師への健康管理は医療機関と言うよりも，むしろ国の責務ではないだろうか．十分な人員を確保して，相当な給料が出せる診療報酬を決め（現行の10倍程度は不可欠であろう），診療上の過度の義務を負わせる民事責任の規定を改め，ましてや刑事罰の対象から外すことが国の最低限の義務であろう．

　一方，自殺事案となるともう少し因果関係等は複雑になる．大阪地裁平成19年5月28日判決（判例タイムズ1254号188頁）は，愛媛県の財団法人立の350床の病院で麻酔科の医師として勤務していた女性医師（当時28歳）が自殺したことにつき，医師の両親が，自殺の原因は，過重な業務によってうつ病を発症し，これを増悪させ，さらにうつ病発症後も病院が適切な処置を執らなかったことにあるとして，2億円の損害賠償を請求した事案である．

　麻酔科医は，大学医学部を卒業後，平成14年1月から同病院において，麻酔科の研修医として勤務を始めた．同病院における麻酔科医は，ほかには，指導医1名のみであった．この女性医師は，もともとてんかんの既往症があり，平成15年2月にてんかん発作で倒れて入院した．院長は，薬剤によるてんかんコントロールすることが可能であるとして，万一発作で倒れてもすぐに指導医が補佐できる態勢を整えた上で，勤務を継続させることとし，同年3月から業務に復帰した．しかし復帰後，うつ状態が出現するようになり，指導医は精神科を受診するよう勧めたが，この医師は

うつ病であることを否定し，精神科を受診しなかった．さらに同年 11 月頃からうつ状態が激しくなり，指導医は勤務することは困難であると判断し（1 カ月の残業は 100 時間程度で，午後 10 時，11 時までの残業が続いていた），出身大学医学部医局に相談して，もっと楽な病院に異動することが内定し，同年 12 月，院長から異動が示唆された．しかし，この医師は，平成 16 年 1 月 5 日朝，病院外来病棟の自己の机上に辞職届とともに自殺を示唆する内容のメモを残し，行方がわからなくなった．

ところがこの医師は，その日のうちに病院に戻り，翌 6 日以降，従前どおり勤務を続け，当直勤務等も行っていたが，同月 13 日未明，同病院内において自殺した．

裁判所は，病院の安全配慮義務違反及び不法行為法上の注意義務違反を認めた（30％の過失相殺）．「医師がてんかんに罹患していたことがうつ病発症にかなり影響していたと考えられるところであって，病院における業務のみによってうつ病に罹患したと認めることはできない．しかし，同院における麻酔科医師の業務は，労働時間の質量ともに決して軽いものではなく，指導医は，平成 15 年 11 月頃，この医師のうつ病の症状が悪化し，同院の業務を継続することは困難であると考えるに至り，病院長においても異動させる方針を固めていたのであるから，その時点で，休職を命じるか，あるいは業務負担の大幅な軽減を図るなどの措置を執り，十分な休養をとらせるべき注意義務を負っていたというべきであり，とりわけ平成 16 年 1 月 5 日に自殺を示唆するメモを残して失踪した後にあっては，自殺する危険性が顕在化し，かつ，切迫した状況にあったのであるから，より一層健康状態，精神状態に配慮し，十分な休養をとらせて精神状態が安定するのを待ってから通常の業務に従事させるべき注意義務があったというべきである．しかるに，病院長は，医師を引き続き勤務させ，失踪し自殺する危険性が顕在化した段階においても，業務を軽減するための措置を具体的に講じることなく，当直勤務を含め，通常どおりの業務に引き続き従事させていたのであるから安全配慮義務を怠ったというべきである」とした．

うつ病に罹患させたわけではないが，うつ病に罹患し業務遂行が困難となっており，かつ，失踪までしているのに，従前どおりの業務に従事させたことは安全配慮義務違反だとして損害賠償を認めたのである．しかし，この裁判例でもてんかんの既往という素因があることや，医師自らが精神科に受診しなかった点で30％の過失相殺による減額を認めている．

うつ病罹患と業務との因果関係を認めた裁判例も岡山地判平成17年7月12日（労働判例901号31頁）など数多くあり，労働事件は被害者救済の視点が強く，医療訴訟以上に認定基準は緩やかである．更には，大学院生がアルバイト病院に行く途中の居眠り運転での死亡事故についても大学側の酷使による過労死として，大学に賠償責任を認めたものもある（鳥取地方裁判所平成21年10月16日判決，判例時報2071号89頁）．

医師の過労死は，現在はどの医師も直面する問題であるが，使用者に「させられて」激しい医療業務を行っているような認識を持っている医師は少数派であろう．患者のためにという使命感から毎日深夜まで労働をしているのであって，まさに社会資本として身を粉にして働いているのである．うつ病などといった状態も，現在の医師の逼塞感，社会や厚生労働省などの政府官庁，裁判所，批判しかしないマスコミ，現実の患者の攻撃的態度などが相まって惹き起こされるのではないだろうか．決して，深夜まで働くという「やる気」を起こさせていた病院にあるものではないのではないかと思う．病院を相手に訴訟をして高額の損害賠償を獲得し，労働弁護士や遺族を経済的に満足させても，本当にうつ病死した医師は浮かばれるのであろうか．この点も，疑問に思う．

加古川市民病院事件
Kakogawa municipal hospital case

　第 XI 次日本医師会生命倫理懇談会は，医師の Web 上での意見表明に対して，制限するような不当極まりない報告書を発表していた．これに対しては強く非難したことがあるが，そもそも，あのような不当な報告書が作成された経緯の中に加古川市民病院事件がある．これは，心筋梗塞の患者の転送義務が争われた判決で，あまりのデタラメな判決内容に対して m3 が炎上したことに対して，患者側の弁護士の団体が批判声明を出したといういきさつがある．マスコミの異常・不当な医師バッシングに対して，日医はもとより医師の団体は何らの文句も言わずただ耐えるだけであったが，インターネットという新しい武器を得た医師等は，Web 言論で反論を開始した．しかし，これを封殺しようとする，大新聞などの既存マスコミに同調するかの如き日医の頭の固い先生方が作ったのが先の報告書である．

　そこで，加古川市民病院事件（神戸地方裁判所平成 19 年 4 月 10 日判決，判例タイムズ 1295 号 295 頁）を紹介しよう．事案の概要は，昭和 13 年生の男性が，平成 15 年 3 月 30 日，自宅で息苦しくなったため，車で加古川市民病院に赴き，診察を受けたところ，急性心筋梗塞の疑いがあり，ミリスロール点滴を受けた上，救急車で他の病院に転送されようとしたが，心室細動を発症して死亡したという事案である．

　患者の遺族らは，加古川市民病院の担当医師には，転送義務の懈怠，不整脈管理義務の懈怠があったとし，不法行為に基づき，加古川市に損害賠償を請求した．

　これに対し，加古川市側は，受診当日は日曜日である上，血液検査を実施した上，転送を要請しようとしたのであるから，転送要請まで思いのほか時間がかかったとしても，担当医師の責に帰すことはできないし，不整

加古川市民病院事件

脈管理義務の懈怠はないと主張した．

　裁判所は以下のように事実認定を行っている．
- 被告病院（加古川市民病院）には，経皮的冠動脈再建術（PCI）をするための医療設備及び医療スタッフが存在せず，PCIを実施することはできなかった．
- 同病院のT医師は，平成15年3月30日（日曜日）当時，被告病院に常勤する医師ではなかったが，アルバイターとして同日，被告病院の日直勤務にあたっていた．
- 患者は，昭和13年生まれ（満64歳）の男性であったが，平成6年2月から，軽度の肝機能障害，痛風，高脂血症及び糖尿病などの診療のため，半年に1回程度，被告病院に通院し，いわゆる「かかりつけ医」として利用していた．

　(1) 患者は，平成15年3月30日12時頃，自宅2階居室において，胸に手をあて息苦しそうにし，顔色は悪く冷汗をかき，嘔吐の症状を示していた．患者の妻は，その様子をみて被告病院に電話をし，患者の症状を伝えたところ，電話に応対した看護師は「心筋梗塞と思われるので，すぐに来るように」と指示した．
　妻は，ただちに患者を車に乗せて被告病院に連れていき，患者は，12時15分頃，車を降りて被告病院の玄関から診察室まで歩いていった．

　(2) 加古川市民病院のT医師は，患者を診察し，心電図をみて「II，III，aVf」にST波上昇がみられることを認め，急性心筋梗塞を強く疑った．そして，採血オーダーを出し，12時45分，ソリタT3を500ml，右前腕部に点滴して静脈路を確保し，13時3分，ミリスロールの点滴を開始した．
　その後，T医師は，CCUのある高砂市民病院に転送することを決定し，13時50分，同病院に転送の受け入れを要請した．被告病院は，14時

15分頃，高砂市民病院から受け入れを了承する旨の連絡を受け，14時21分，救急車の出動を要請し，救急車は14時25分に被告病院に到着した．

（3）患者は，14時30分，救急隊によってストレッチャーに移されようとしたとき，容態が悪化し，心停止に陥り，15時36分，死亡が確認された．急性心筋梗塞発症後，心室期外収縮を発症し，これが引き金となって，心室細動を発症し，これを直接の原因として死亡したとされている．

一見して何が悪いといった案件であるが，患者側は以下のように被告病院の過失を主張した．

（1）転送義務の懈怠
急性心筋梗塞は，突然死に至る危険性がある疾患であって，最善の治療法は，PCIであり，これは早期に行えば行うほど救命可能性が高い．そこで，医師は，患者が急性心筋梗塞を発症していると診断した場合には，速やかにPCIを実施する手配をしなければならず，自らの病院でPCIを実施することができない場合には，ただちにPCIの実施が可能な医療機関（専門病院）に転送しなければならない．

T医師が心電図検査の結果を得たのは12時35分頃であり，そのとき，患者が急性心筋梗塞であると診断し，ただちに近隣の専門病院である高砂市民病院又は神鋼加古川病院に転送すべき義務があった（以下，心筋梗塞患者を専門病院に転送すべく行動する義務を総称して「転送義務」という）．

ところが，T医師は，13時50分になって，ようやく高砂市民病院に転送の受け入れを要請したにすぎず，しかも，その後の転送の手配も極めて緩慢であったため，14時25分に救急車が到着するに至ったのであって，T医師には，転送義務を怠った過失がある．

(2) 不整脈管理義務の懈怠

　急性心筋梗塞を発症した患者は，合併症として，心室性期外収縮及びこれが引き金となって起こる心室細動を発症し死に至る危険があるから，担当医師は，この危険に対処するため，心電図モニターによる持続的な不整脈監視，又はCCUに準じた看護師による持続的な血行動態の監視をし，心室期外収縮が発生すれば，心室細動の誘発予防として抗不整脈薬（リドカイン）を静注しなければならず，心室細動が生じるに至った場合には，ただちにそれを除去するため，電気的除細動をしなければならない．

　そして，心筋梗塞患者は，いつ致死的不整脈が起きてもおかしくないから，患者をストレッチャーに乗せて移動したり，救急隊のストレッチャーに移し替えるときでも，とぎれなく監視をしておく必要がある．

　T医師は，上記のとおりの不整脈管理義務を負っていたが，モニタリングをせず，そのために心室期外収縮の発生を見落としただけでなく，心室細動の予防のための抗不整脈薬の投与などの処置をせず，患者が14時30分に心室細動に陥ったときには，その診断ができず電気的除細動をすることもなかったのであって，不整脈管理義務を怠った過失がある．

(3) 因果関係

　転送義務懈怠と死亡の因果関係として，専門病院では，急性心筋梗塞患者をCCUに収容した上で，PCIを実施するまでの間，適切な不整脈管理，すなわち医師又は看護師によるモニターの持続的観察や持続的な点滴管理が行われるし，不整脈が出現すれば，リドカインなどの抗不整脈薬の投与が行われ，それでもなお致死的な不整脈（心室細動）が発生すれば，速やかに除細動や心肺蘇生などの応急措置が行われることになる．

　T医師が転送義務を果たしていれば，遅くとも13時25分には，専門病院（高砂市民病院又は神鋼加古川病院）において，適切な不整脈管理を受け，PCIによる治療を受けることができていたはずである．

　PCIなどの再灌流療法は，一般には急性心筋梗塞発症後6時間以内の症例で有効であるとされているが，本件における患者のように，ST波上昇

や胸痛が持続している例では，24時間以内でも有効なことがある．また，再疎通は発症後12時間以内に達成するときに有効とされ，発症から再疎通までの時間が短いほど効果が大きいとする医学文献もある．

　従って，急性心筋梗塞発症後24時間以内に再灌流療法が実施されれば有効であったし，遅くとも発症後6時間以内にPCIが行われていれば，救命できていたといえるから，患者は，急性心筋梗塞を発症した12時頃の5時間30分後である17時30分までにPCIを受けていれば，救命が可能であった．

　そして，急性心筋梗塞の死亡率は10％以下とされること，患者に生じた急性心筋梗塞は，予後がよいとされる下壁における心筋梗塞であったこと，患者は心筋梗塞発症患者としては，比較的若い男性であって，死亡する可能性が高い心破裂を発症する可能性が低く予後が良好であったといえることを考慮すると，患者が適時に転送されていれば，専門病院において不整脈管理を受けることにより心室細動により心停止に陥ることがないまま，PCIなどの再灌流療法を受け，生存していたはずである．

　よって，T医師が転送義務を果たしていれば，患者を救命できたはずである．

　また，不整脈管理義務懈怠との因果関係について，T医師が持続的監視を行っていれば，患者に起きた心室期外収縮や心室細動を見落とすことはなかったし，心室期外収縮を起こした時点で，抗不整脈薬を投与していれば，致死的な不整脈である心室細動を防ぐことができた蓋然性が高い．そして，心室細動が起こったとしても，速やかに電気的除細動をしていれば，患者を救命できた蓋然性は高かったのであり，T医師の不整脈管理義務を果たしていれば，患者は救命できていたはずであるなどと主張した．

　そして，死亡によって生じた損害として患者の死亡慰謝料2,500万円，64歳から平均寿命まで長生きしていたらもらえたはずの年金1,049万2,439円，弁護士費用240万円を請求した．

　これに対して病院側は，

加古川市民病院事件

　(1) 患者側の主張する加古川市民病院での心室細動は，根拠となる臨床所見はなく，いかなる機序で死亡するに至ったのかは特定されていないから心破裂，脳梗塞又は急性大動脈解離などの合併症が発症した可能性を否定することはできない．

　(2) 患者の死因を究明するための解剖を断ったのは患者側であると主張した．

　転送義務を負っていたと患者側が主張する点には，当日は日曜日であり，被告病院近隣の専門病院はいずれも休診日で，転送を受け入れるためには，休息中の多数のスタッフを緊急に呼び出さなければならない事情があったから，被告病院としては，それら病院に配慮し，自己の施設で可能な基本的な検査を実施すること，すなわち，心電図検査及び血液検査の結果を添えた上で転送要請することが事実上求められていた．そして，同地域において病院間の協力態勢は確立されていなかった．

　そこで，T医師は，血液検査の結果を得てからでないと転送要請することができなかったのであり，心電図検査実施直後に近隣の専門病院に転送要請することは困難であった．

　また，臨床の現場では，急性心筋梗塞の疑いのある患者に対しては全例において所定の検査として血液検査を実施しているのであって，そのような実情のもとで，T医師が被告病院で実施可能な血液検査を実施し，その検査結果も添えて近隣の専門病院に転送要請しようとすることは自然であって，それを非難することはできないはずである．

　本件においては，休診日で被告病院の検査態勢が縮小されていたなどの事情があって，血液検査の報告が遅れる結果になったために，転送要請をするまでに思いのほか時間がかかってしまったのである．

　なお，T医師は，13時50分頃には高砂市民病院に転送要請しているのであって，平日であれば，患者は14時過ぎには高砂市民病院に到着し，14時30分前にCCUに入室することが可能であったはずである．本件において転送の実行が14時30分頃になり，その途中で患者に異常が発生し

たのは，高砂市民病院における休診日の人的設備の限界によるものであって，これをＴ医師の責めに帰すことはできないと主張した．

（3）また，不整脈管理義務違反を主張する点については，Ｔ医師は，患者を診断後速やかにモニターを装着して監視を続けていたと否認した．処置室にモニターが常備されているのに，心筋梗塞の疑いのある患者にモニターを装着しないことなどあり得ないことである．

患者の急変は，処置室内で救急隊のストレッチャーに移し替えようとしてモニターを外していたときに生じたのである．患者をストレッチャーに乗せて移動している間はモニターを取り外していたが，移動中にモニターを装着しても波形にノイズが伴うから無意味であるから，この間の取り外しをもって過失があったとはいえない．

このように，Ｔ医師はモニタリングをしていたのであって，不整脈管理義務の懈怠はない．

また，原告らは，心室細動を予防するためにリドカインを投与すべきであったと主張するが，14時30分頃に患者の症状が急変するまでの間に不整脈などは発生していないし，リドカインの予防投与は急性心筋梗塞の治療として推奨できないとする研究成果もあり，一次性心室細動に対するリドカインの予防的投与は一般的に行われなくなっているから，リドカインの予防投与をしなかったことを過失ということはできないと主張した．

因果関係についても仮に，Ｔ医師が血液検査の結果を待たずに，12時45分頃，専門病院に転送要請していたとしても，その後転送受け入れの承諾を待ち，救急車を呼び搬送をし，医療スタッフを呼び出して治療に着手し，完了するまで相当の時間がかかるのであって，患者の容態が14時30分頃に急変したことからみて，患者を救命できた可能性はなかったと主張した．

また，「心室細動が生じたと断定しうる根拠はないし，心筋梗塞の発症と死亡との因果関係の実態はつかみにくいとされているから，本件事案における転送時間の差がどの程度死亡率に影響したかを統計的に数値で示す

ことは不可能である.

また，仮に実際よりも早い時期に患者が専門病院に転送されていたとしても，専門病院において，いつの時点で専門医が到着し，治療に着手できたかも不明であって，転送時期の問題だけで救命の能否を論じることも相当でない.

さらに，専門病院に転送し，CCU で監視されていたとしても，そのことによって救命できたかは明らかでない．CCU で監視しても 10% 近くは死亡するのであり，すべての患者が救命できるわけではない．急性心筋梗塞の致死率は高く，専門施設に収容されたことによる死亡率の改善も僅かであるから，本件において，転送が実現し，専門病院における治療がされたとしても，患者が救命できたかは大いに疑問である」と極めてまっとうな主張を展開した．

これらの対立する主張について裁判所は心筋梗塞の症状など一般的な医学的知見に基づいてまず認定した．

特に心筋梗塞の死亡率について，発症後から数時間以内がもっとも高頻度であり，最初の 1 時間に急性心筋梗塞死亡例の約半数が死亡する．その際に観察される不整脈の大部分は，心室頻拍・心室細動といった致死的不整脈である．急性期再灌流療法が積極的に施行されるようになり，急性心筋梗塞の死亡率は 10% を切るまでに低下したと報告されるようになった．しかし，多くの報告では，来院患者を母集団として計算しており，病院到着以前に死亡した症例は含まれていない．再灌流療法導入以前の院内死亡率は 20% であったのに対し，導入後は 10% 又は 5% 前後へと減少しているとされる．心筋梗塞の予後を予想するもっともよい指標は，左室機能であるなどと認定している．

また，再灌流療法の有益性は発症から血行再建までの時間が短いほど大きいので，診断・治療開始における迅速さが要求される．特に，発症 12 時間以内の ST 波上昇型，又は脚ブロック型の心筋梗塞であれば，再灌流療法のよい適応である．

一般に再灌流療法は発症後早期ほどその効果は大きく，12時間以上を過ぎると効果がほとんどなくなる．発症早期の病院受診と速やかな治療開始が重要であるなどとした．

　さて，被告病院での診療経過について裁判所の認定は以下の通りである．

　（1）被告病院には，PCIをするための医療設備及び医療スタッフが存在しないから，被告病院においてPCIが必要とされれば，近隣の専門病院に転送することになるが，そのような病院として，高砂市民病院，神鋼加古川病院及び姫路循環器病センターがあった．救急搬送により，患者が被告病院から，高砂市民病院又は神鋼加古川病院のCCUに運び込まれるまでに要する時間は，20分程度である．

　（2）T医師は，卒後約5年目の医師であるが大学院で研修後，平成13年6月から1年間，被告病院の内科に常勤として勤めたことがある．T医師は，消化器内科を専門としている．T医師は，その後大学院に在籍していたが，アルバイトとして被告病院の日曜日の日直医として勤務した．

　（3）被告病院の前夜の当直医は，平成15年3月30日1時30分に来院した患者を心筋梗塞であると疑い，神鋼加古川病院に転送要請したが，神鋼加古川病院は，知らされた症状や所見からは，その患者が心筋梗塞であるとは認めず，受け入れを断った．

　この患者には，心電図上「II，III，aVf」での軽度のST波上昇がみられたものの，心筋梗塞に典型的な心電図所見はみられなかった．また，この患者は，呼吸困難を訴えていたが，持続的で強い胸痛という心筋梗塞に典型的な症状を訴えていたのでもなかった．同当直医は，同患者に対し，ミリスロールの点滴を続けたが，呼吸困難の症状は改善されず，結局，同日4時30分頃，姫路循環器病センターに転送要請して了承を得，同患者を救急車により搬送したといった経緯がある．

加古川市民病院事件

　(4) 平成 15 年 3 月 30 日の被告病院の日直医は 4 名であり，うち内科担当は T 医師だけであり，内科の外来担当の看護師は 2 名であった.
　T 医師は，同日，内科における約 100 名の入院患者と緊急外来患者の診療を担当しており，多忙であった.

　(5) 患者は，平成 15 年 3 月 30 日 11 時 30 分頃，急性心筋梗塞を発症し，自宅二階居室において，胸に手をあてて息苦しそうにしていた. 原告花子は，その様子をみて被告病院に電話をし，患者の症状を伝えたところ，電話に応対した看護師から，すぐに連れてくるよう言われたため，ただちに患者を車に乗せて被告病院に連れていき，患者は，12 時 15 分頃，被告病院に到着した.

　(6) 患者は，被告病院において諸検査を受け，血圧が 142/110，脈拍 64/分で不整脈はなし，体温は 34.7℃ との結果が得られた.
　その後，12 時 30 分頃までに心電図検査を 5~6 分位し，患者については，心電図上「II, III, aVf」に ST 波の上昇がみられた. また，その頃，T 医師は，患者を問診し，11 時 30 分頃から胸部の圧迫痛を感じ始め，それが持続しているとの説明を聞き，12 時 39 分，血液検査の指示を出した. T 医師は，患者が心筋梗塞であると判断したが，他院に患者を転送するための行動は何らとらず，12 時 45 分頃，ソリタ T3 を 500ml 点滴をして静脈路を確保し，13 時 3 分には，前夜の当直医と同様，ミリスロールの点滴を開始した. このとき，患者の血圧は 150/96mmHg で，胸部圧迫痛は持続していた.

　(7) T 医師は，13 時 10 分を過ぎた頃，すでに指示していた血液検査とは別に，自ら簡易の血液検査であるトロポニン検査を実施したところ，心筋梗塞陰性との結果を得た. 13 時 40 分には，指示していた血液検査の結果が出たが，それも心筋梗塞陰性（判決はそう記載されているようであるが陽性の間違いであろう）であった. T 医師は，ミリスロールの点滴の実

48

施にも関わらず，心筋梗塞の症状が軽減しないことから，PCIが可能な専門病院に患者を転送することにし，13時50分頃，高砂市民病院に転送要請をした．

　高砂市民病院は，14時15分頃，被告病院に転送の受け入れを了承する旨伝え，被告病院は，14時21分，救急車の出動を要請し，救急車は14時25分，被告病院に到着した．

（8）救急隊員が到着した時点で，患者は，内科処置室内の被告病院のストレッチャーの上で横になって点滴を受けており，意識は清明であった．救急隊員はただちに患者を救急車のストレッチャーに移そうとしたが，移す直前に容態が急変し，意識喪失状態となって呼吸が不安定となり，ストレッチャーに移された直後，除脳硬直（いわゆる「えび反り」となる全身の硬直）がみられた．

（9）救急車のストレッチャーに移し替えようとした時点では，患者にモニターは装着されていなかったし，容態急変の直後にもモニターは装着されていない．

（10）T医師は，患者の容態をみて，脳梗塞を合併したと疑い，救急隊にCT室に運ぶよう指示したが（理由は不明である），CT室に着く前に患者の自発呼吸まで消失してしまい，蘇生術を行うため患者を処置室に戻した．そして，T医師は，14時47分，蘇生のためエピネフリンを投与し，援助を求められた別の医師が14時48分，気管挿管をした．その後，患者は，蘇生のための措置としてエピネフリン，ドブトレックス及びプレドパの投薬を受けるなどしたが，15時36分，死亡が確認された．死亡までの間，除細動器による電気的除細動は一度も行われていない．

　モニター装着の有無について原被告間で争いがあったが，裁判所は，「被告は，T医師は患者問診後，継続的なモニタリングをしていたと主

張し，T医師の証言，診療録の記述及び診療報酬請求書にも，その主張に沿う部分があるが，上記診療報酬請求書の記載によると，3時間21分呼吸心拍監視装置を装着していたこととなっているが，これは患者の来院時間（12時15分）から死亡時間（15時36分）までの時間すべてに相当するものであって，実際に装着していた時間を記録したものとは考えにくく，後になって，来院した時刻と死亡した時刻をもとに算定した時間を記録したものとみられ，その間継続的にモニター装着がされていたとの事実を裏付ける証拠としての証明力は低いものといわざるを得ない．また，診療録の記録をみても，T医師が行った処置や患者の容態を記載した部分には，モニターを装着したことやモニターから得られた結果は記載されていない．診療録には，T医師が患者の死亡後，家族に対し，モニターを装着していたが安定状態であった旨の説明をしたとの記載があるだけで，モニター装着の有無及び時間を直接示す書証は見あたらない．

さらに，本当に継続的にモニタリングがされていたなら，容態急変時にモニターを再装着することは極めて簡単な作業であったと思われるし，急性心筋梗塞の患者が突然意識を失う場合，心室細動がもっとも疑われるのであるから，心室細動の有無を確かめるためにもモニター再装着は不可欠であったと思われる．

ところが，本件では，モニターの再装着は一度も行われていないのであって，この点からも継続的なモニタリングがされていたという点には疑問が生じるところである．

こうしてみると，証拠によって，いつからいつまでモニター装着がされていたのかを認定することは困難であって，前記認定の事実経過では，その点の事実を認定していない」などといったトンデモ認定をしている．このあたりは結論先にありきの手法である．

患者の直接の死因について裁判所は，
「急性心筋梗塞を発症した患者の主要な死因は，心筋梗塞に起因する致死的不整脈（心室細動）であり，ことに急性心筋梗塞の発症早期には不整

脈を起こしやすく，心筋梗塞急性期に心停止に至る原因のほとんどは心室細動などの致死的不整脈であって，心室細動の症状は，突然意識を消失し，全身を硬直させたり，痙攣を起こし，脈拍は触知できず，呼吸はあえぐような呼吸を数回する程度で，約1分後にはそれも消失するものであるということが認められる．

　患者は11時30分頃，心筋梗塞を発症し，その3時間後である14時30分頃，容態が急変しているし，その症状も意識喪失状態となり自発呼吸が消失したというものであって，心筋梗塞発症後早期に急変したと評価できるし，一般的にみられるとされる心室細動の症状とも一致する．

　そして，患者側の森功医師（医真会八尾病院）の鑑定意見書及び石原正医師（大阪医大准教授）の鑑定意見書（以下「石原意見書」という）のいずれにおいても，患者は心室細動に陥った可能性が高いとの意見が述べられている．

　以上を総合すれば，患者の直接の死因は，急性心筋梗塞の合併症として発症した心室細動であると推認するのが相当である」と認定した．

　しかし，T医師の証言中には，患者の容態急変時（14時25分頃），脈拍を触知したとする部分がある．もし，これが本当だとすれば，その時点で心室細動はなかったことになるので，この点も争点になったが，この点について裁判所は，「しかし，容態急変時に脈があったなどという事実は，平成17年10月12日付陳述書により，事故後2年半を経て初めて明らかにされた事実であって，かくも重要な事実でありながら，それまで，被告の主張中でも明らかにされたことはない．しかも，その後に被告から提出された平成18年10月付の石原意見書にあってさえ，その事実は全く考慮されず，『本例はストレッチャーへの移送時に心室細動を合併し，即座に心停止に至った可能性は高い』とされているのである．これらは，いずれも奇妙なことである．思うに，T医師は，脳梗塞を合併して容態が急変したと考えた患者を，CT室へ連れていこうとする不可解な行動をとっており，容態急変時，かなり動転していたことが明らかであって，その時点で

脈を触知したなどというT医師の証言に信頼性を認めることなどできないというべきである」として切り捨てている．

また，死因に関する被告の心破裂，脳梗塞及び急性大動脈解離の可能性もあると主張する点についても，心筋梗塞に伴う心破裂は，梗塞に陥った心筋が壊死から細胞浸潤を起こし筋肉繊維が脆弱化するまで少なくとも8ないし24時間を要し，心筋梗塞発症から3時間という超急性期に心破裂が発症する可能性が乏しいこと，脳梗塞により突然死を起こすことは極めてまれであるし，本件証拠上，患者に神経症状が突発したことは認められないし，患者の容態急変が脳梗塞によるとの可能性も乏しい，急性大動脈解離の胸背部痛は裂けるような痛みがあるが，証拠上，患者に，突発的な激痛が現れた事実などは何ら認められないのであって，そのような事実はなかったとみるのが相当であるから，急性大動脈解離が生じたときにみられるとされる症状はなかったことになる．また，患者は，急変後，すぐに自発呼吸が停止し，心停止に陥っているところ，急性大動脈解離ではすぐに心肺停止に至ることはないとされているから，この点においても患者の容態急変が急性大動脈解離によるとすることはできないと排斥した．この点は妥当であろう．

最大の争点になったのは近隣の専門病院の受け入れ態勢についてであったが，神鋼加古川病院は当時，心臓カテーテル治療を24時間態勢で行い，他院からの転送も受け入れている．神鋼加古川病院は，平成15年3月当時，転送を受け入れる際，何らかの検査結果を求めるということはしていなかった．そして，受け入れ後PCIを実施するまで，患者に対し，医師及び看護師による持続モニター監視，及び持続的点滴管理を行って不整脈管理をし，不整脈が出現したときには各種の緊急処置をすることとしていた．本件当時も，PCIを実施するために必要な循環器医療チームの人的構成は，循環器医師8名，臨床工学技師1名，カテーテル室担当の看護師1ないし2名，放射線技師1名及び臨床検査技師1名であり，このうち放射線技師及び臨床検査技師各1名が同日出勤しており，その他の医師

らは電話呼出しに応じて出勤する態勢がとられていた．それら構成員のうち，医師2名及び医師以外の者のほぼ全員が加古川市内に居住し，もっとも遠方に居住する者であっても，神鋼加古川病院まで40分から1時間程度で通勤できるところに居住していた．さらに，神鋼加古川病院が平成15年2月から4月までの間の休日（休診日）に他院から急性心筋梗塞患者の転送を受け入れ，PCIを実施した症例は4例あり，その4例において，患者が来院してPCIを実施し退室するまでの時間は，短い順に，2時間18分，3時間，3時間10分及び4時間30分であり，そのうちもっとも長くかかった症例（4時間30分）は，カテーテル室に搬送中に意識レベルが低下し，脳梗塞の合併を疑い緊急MRI検査を実施したために時間が余計にかかったものである．これらのいずれの患者も軽快して退院したと認定した．また，高砂市民病院は，循環器科に集中治療室を設け，緊急処置を必要とする心臓疾患の患者を受け入れ，いつでも緊急のカテーテル治療を実施する態勢をとっており，他院からの転送も受け入れていた．同病院は本件当時，休日に急性心筋梗塞患者の転送を受け入れる際，他院における心電図検査の結果心筋梗塞であることが明らかな場合，その検査結果を求め，心電図検査の結果によっても明らかでなければ血液検査の結果を求める方針をとっていた．そして，当直医として出勤している内科医が，患者受け入れ後，循環器医が到着するまで患者の不整脈管理をし，随時不整脈剤等によって処置することとされていた．

また，「当時，PCIを実施するために必要な循環器医療チームは，循環器医師2名，放射線技師1名，臨床検査技師1名，及び臨床検査看護師1名で構成されており，いずれも電話呼出しに応じて出勤することとされていた」と転院先とすべきとされる医療機関の受け入れ体制について認定している．

これらを認定した上で，T医師の過失（転送義務違反）について，
（1）T医師は，血液検査の指示を出した12時39分の時点では，心電図検査の結果及び問診により，患者には，急性心筋梗塞に典型的な所見・症

加古川市民病院事件

状がみられることを把握していたし，その所見・症状は，臨床医療上，ほぼ間違いなく急性心筋梗塞であると診断するに足る程度のものであった．

そして，急性心筋梗塞の最善の治療法は再灌流療法であり，それもできるだけ早期に行うほど救命可能性が高まるといえるから，医師が急性心筋梗塞と診断したときには，可能な限り早期に再灌流療法を実施すべきであるが，被告病院ではPCI等の再灌流療法は実施できないから，結局のところ，T医師としては，12時39分の時点で，再灌流療法を実施することができ，かつ，救急患者の受け入れ態勢がある近隣の専門病院にできるだけ早期に患者を転送すべき注意義務を負っていたことになる．

（2）前記認定事実によれば，被告病院の近隣の専門病院である神鋼加古川病院及び高砂市民病院は，いずれも休日に心筋梗塞患者の転送を受け入れており，神鋼加古川病院は，受け入れの条件として，一般に何らかの検査結果を求めるということはなかったし，高砂市民病院は，受け入れの際，心電図検査の結果によって心筋梗塞であることが明らかであれば，その結果だけを求め，血液検査の結果を求めることはしなかった運用をしていたと認められるから，T医師が神鋼加古川病院又は高砂市民病院に転送要請することに何ら障害はなかったといえる．

ところが，「T医師は，本件注意義務を果たさず，13時50分になってようやく高砂市民病院に転送要請の電話をしたのであって，約70分も，転送措置の開始が遅れたことになる．すなわち，この点にT医師の注意義務違反（過失）があるといわざるを得ない」という認定をしている．

被告加古川市が，神鋼加古川病院及び高砂市民病院に転送要請するためには，心電図検査のほか血液検査の結果を添えることが事実上求められており，被告病院が転送義務を果たすためには，血液検査の結果を得ておく必要があった旨主張し，血液検査の結果が出るまで転送措置を開始しなかったことは，やむを得ない取扱いであったと主張した点について裁判所は，「転送要請するため血液検査が要求されていたとの事実を認めるため

の証拠は見あたらない」として排斥し，

「被告病院が平成15年3月30日1時30分に来院した患者を心筋梗塞患者として神鋼加古川病院に転送要請したが断られた事実が認められるが，この患者は，心筋梗塞に典型的な所見・症状を示していたわけではないのであって，血液検査の未了を理由として転送要請が断られたとは考えにくい．

従って，この事実は，心筋梗塞に典型的な所見・症状を示す患者であっても，転送を受け入れてもらうためには，まずは無条件に血液検査の結果を得なければならないとか，患者についても血液検査の結果を得なければ転送要請をすることができなかった状況を示唆する事実とすべきではない．

また，実際にも，T医師は，13時50分頃，血液検査において陽性の結果を得ることなく，高砂市民病院に転送の受け入れを要請し，その承諾を得ていることからみても，血液検査の実施が必須であったと考えることは困難である．

そもそも，急性心筋梗塞の治療において最重要なことは，できるだけ早期にPCIを実施することであり，神鋼加古川病院や高砂市民病院が24時間の急性心筋梗塞患者の救急受け入れを実施しているのも，そのためである．そして，心筋梗塞の急性期における血液検査が無意味であることくらい，そのような専門病院はよく理解しているはずであって，そのような専門病院が，心筋梗塞に典型的な心電図所見や臨床症状がみられる患者について，さらに血液検査の実施を要求するとはにわかに考えられないし，そのような要求が常態化しているとの不可解な地域医療の実情があるとも考えられない．上記両病院とも調査嘱託に対する回答書で血液検査の実施を要求していないと回答しているが，これを不可解な地域医療の実情を隠ぺいするための嘘と考える必要は何もなく，医学的知見から当然に導き出される取扱いを率直に述べたまでと受け止めるべきである．以上要するに，被告の上記主張は理由がない」と排斥している．

また，被告が，臨床の現場では，急性心筋梗塞の疑いのある患者に対して全例において血液検査を実施している実情があるから，T医師が血液検査結果も添えて近隣の専門病院に転送要請しようとすることは自然であって，それを非難することはできないと主張したが，裁判所は，「心筋梗塞患者の治療のためには，できるだけ早期に再灌流療法を実施しなければならず，一方で心筋梗塞発症後2，3時間内においては，血液検査の診断は意味がないのである．従って，仮に，被告主張のような臨床現場の実情があったとしても，患者の救命を第一に考えなければならない立場にある医師の転送義務を検討するにあたって，そのような実情を考慮することは相当でない．なお，被告側の専門家の意見書によれば，T医師は，転送要請に着手するまでの時間，漫然と経過観察していたわけではなく，転送を決める前に，本人及び家族に対し，PCIの得失について説明し，その承諾を得なければならず，そのための時間が必要であったし，同日の被告病院の配置人員に関する態勢や被告病院と専門病院との関係からみたT医師の立場に立ってみれば，可及的速やかに転送することは現実の医療現場とはかけ離れた理想論にすぎない旨の意見が述べられている．
　しかしながら，そもそも本件証拠上，T医師が本人及び家族に対し，PCIの得失について説明しようとしたために，転送が遅れたとの事情は認められない．また，確かに，前記認定の事実経過によれば，T医師が極めて多忙であったことは認められるが，そのことが原因で本件注意義務を果たすこと（12時39分の時点で専門病院に電話をかけ，患者の症状と心電図所見を知らせ，転送受け入れを要請すること）ができなかったとも考えられないから，可及的速やかに転送義務を果たすことが理想論にすぎないともいうことはできない」とした．救急現場に働く医師等の心を叩き折る裁判所の判断である．

　また，裁判所は患者死亡との因果関係について，
　「被告病院から高砂市民病院に転送要請の電話がされた後，受け入れ了承の連絡がされ，実際に救急車が到着するまでの時間が35分間であった

ことが認められるところ，仮にT医師が本件注意義務を果たし，12時39分頃に，転送措置に着手していたならば，救急車が13時15分頃，被告病院に到着していたと推認することができる．そして，被告病院から高砂市民病院又は神鋼加古川病院まで患者を救急車で搬送し，処置室に運び込まれるまでの時間は，約20分であると認められるから，患者が処置室に運び込まるのは，13時35分頃であると認められる．

　医学的知見及び調査嘱託の結果によれば，急性心筋梗塞患者を受け入れた専門病院としては，PCIが実施されるまでの間，CCUにおいて効果的な不整脈管理がされ，致死的不整脈が発生すれば，速やかに除細動などの救急措置が行われたであろうということができる．すなわち，本件注意義務が尽くされていれば，14時25分に心室細動が発生したのに電気的除細動さえもされないという最悪の事態を避けることができたはずである．

　次に，神鋼加古川病院が平成15年2月から4月までの間の休日に他院から急性心筋梗塞患者の転送を受け入れ，PCIを実施した症例（4例）のうち，緊急MRI検査を実施して余計に時間がかかった症例を除き，患者が来院してPCIを実施し退室するまでもっとも長く要したのは，3時間10分であったことが認められ，これら事実によれば，専門病院において，他院から転送を受け入れた場合，患者が来院してから，PCIの処置を完了するまでの時間は，特段の事情がなければ，長くても3時間程度であると推認することができる．

　これらから患者が13時35分頃に高砂市民病院又は神鋼加古川病院の処置室に運び込まれていれば，PCIの処置を終えるのは，遅くとも16時35分頃であったとみるのが相当であり，仮にT医師が本件注意義務を果たしていたならば，患者は，11時30分に心筋梗塞発症後，約5時間後である16時35分頃には，PCIの治療を完了していたと推認することができる．

　前記認定の医学的知見によれば，再灌流療法は，発症から再疎通までの時間が短いほど効果が大きく，発症後12時間以内に達成されると有効とされること，特に，発症12時間以内のST波上昇型の心筋梗塞であれば，再灌流療法のよい適応であるとされるから，T医師が本件注意義務を果た

していたならば，患者は，有効な再灌流療法を受けることができたといえる．

そして，認定の医学的知見を総合すれば，急性期再灌流療法が積極的に施行されるようになってからは，病院に到着した急性心筋梗塞患者の死亡率は10％以下であるとみるのが相当である．

このようにしてみると，本件注意義務が果たされていたならば，患者は，併発する心室細動で死亡することはなく，無事，再灌流療法（PCI）を受けることができ，90％程度の確率で生存していたと推認することができるから，T医師の本件注意義務の懈怠と患者の死亡との間には因果関係が肯定される」と認定し，結局死亡慰謝料2,500万円，もし本件事故に遭わなければ，患者は，生きている間，年金を受給することができたから，その得べかりし年金収入の総額から，生活費を控除し（50％），中間利息を控除して計算すれば，患者に生じた逸失利益の額は，少なくとも1,049万2,439円となり，弁護士費用も上記総額の約10％を認定している．

なんともやりきれない判決である．医療崩壊はこのような裁判例からどんどん進んで行くのであろう．診療録にちゃんと記載のあるモニターを，保険請求で長く書いてあるからしていなかったなどといった認定は，裁判所が最初から結論を決めつけていたことが明らかであるし，トロポニンTの測定や，CPKの推移など血液検査には急性期の心筋梗塞にも有用な情報がたくさんある．本裁判例を紹介した判例タイムズの解説記事（通常裁判官が記載している）でも「本件では，問題の日は日曜日である上，急性心筋梗塞の診断はやや微妙であり，血液検査の要否とも関連するので，約70分の転送遅延が注意義務違反となるか否かははなはだ微妙であり，限界的事例ともみられる」と裁判例の解説としては最大限の「批判」をしている．

本件は，救急医療の現場で，循環器専門医でない医師が他の多くの患者に対応しながら懸命に対処した事案である．裁判所は無情にも救急医療にも通常の診療当時の実践における医療水準に則った医療を行う義務を要求

する（最高裁判所昭和57年3月30日判決，判例タイムズ468号76頁）．

　神戸新聞平成20年9月20日では，「判決を理由に，救急患者の受け入れを断る医療機関は多い」と姫路市消防局の担当者は打ち明ける．以前は，専門的な治療ができなくても重症患者を受け入れ，転送先が決まるまで応急処置をしていた医療機関が，受け入れに慎重になる例が目立つという．姫路市では平成19年12月，17病院から受け入れを断られた救急患者が死亡した．担当者は「判決が，救急事情悪化の背景になったことは否めない」とする．山間部の小規模病院の医師も「専門的な治療体制がより求められるようになれば，可能な限り患者を受け入れるへき地の診療が成り立たなくなる」と話す．

　「近年の公立病院などでの医師不足は，訴訟や刑事訴追の増加が一因とされる．加古川市民病院の判決は，福島県立大野病院の産婦人科医逮捕などと同様，医師向けのブログなどで『不当』との批判が相次いでいる」と珍しく医師に理解を示す報道をした．

　証拠資料や準備書面を詳細に検討された河北総合病院眼科の峰村先生（当時）がブログで論理的に書かれていたが（http://www.orcaland.gr.jp/kaleido/Index.html），再灌流療法導入以前の院内死亡率は20%であったのに対し，導入後は10%又は5%前後へと減少しているとされる点については，条件付き確率がわかっていない判決であることが明らかである．すなわち，上記峰村先生は図示されているが（上記サイトをご覧ただきたい，非常に頭のよい「石川ひとみファン」の方のようである），要するに100人のAMIの患者がいて再灌流療法の有無に関わらず，救命できる患者が80人いるということになる．再灌流療法がないと助からない（再灌流療法が必要な）20人の患者の中で，再灌流療法によっても死亡する患者が10人いるから，要するに本件で再灌流療法を実施していても50%は助からない蓋然性があるのだから高度の蓋然性はないのである（これは加古川市側も主張している）．

　これも峰村先生がご指摘されているが，主治医は，詳細不明ながら心筋梗塞疑いでも搬送を断られた事例があったという事実を知って，より搬送

を確実に受けてもらおうとの考えで，採血データをなどが揃うのを待って搬送依頼をしたという事情があるのに，これを違法と判断した点も不当との批判は免れないであろう．

　これに対して兵庫県医療問題研究会と称する患者側の弁護士団体は，他院への搬送要請をしていないのにしていたという事実を前提に裁判例を批判するなど判決事実に基づかない不当な医師等の過剰反応だと批判を発表し（平成 21 年 4 月 24 日プレス発表），なんと救急患者に，他の多くの患者も抱えながら問診をし，心電図をとり，ミリスロールを点滴し，血液検査の指示をした「70 分」を「放置」と断定しているのである．

　このような事件をふまえても，日本医師会は上記報告書を出しているのである．読者はどう考えるであろうか．日医は再考して上記報告書を撤回するべきであろう．

福島県立大野病院事件判決の意味
The meaning of Fukushima Prefectural Ohno Hospital case

　平成20年8月20日に，日本中の医師たちを沸き立たせた福島県立大野病院事件の判決が福島地裁で出された．検察は控訴を断念したので，1審で判決は確定し，被告人とされた加藤医師は無罪が確定し，県が出していた処分も撤回された．

　本件は，そもそも福島県の対応が悪く，福島県警が理解しがたい捜査を行ったにも関わらず，加藤医師はこのようなひどい目にあっても，産科現場への復帰をされているというのである．この医師は，本当に打たれ強いというか神のような心をお持ちなのだろう．崩壊する医療現場がなんとか回っているのは，このような医師が支えているのである．このような事例をみると，わが国の医学教育は大成功である．最も優秀な18歳人口のほとんどすべてを集め，このような崇高な人格を陶冶してきたのであるから，憲法を改正して政治家はもちろん，各種行政や司法権も医師が執り行うことにすれば，今よりははるかにましな国になることは間違いないであろう．

　本件の事案の概要や判決要旨は，Web上でも容易にみることができるので，詳細を載せて紙数を消費することは避けたいが，私見を述べるにあたって（あくまでも，事件と判決の「紹介」をするつもりはない．また，産科診療の適否などは，小職は産科医ではないし，ましてや弁護士ごときの〈これは「検察官・裁判官ごときの」という意味でもある〉論評の限りではない．しかし，別稿でも述べるように，慈恵医大青戸病院事件のような，非難可能性の乏しい案件が，判決原文も小松先生の著書も読まずに，マスコミ報道のみで「刑事罰に相当すべき悪質事案」として医師の間でも認識されていることに危惧感をもっている）前提の概略は示しておきた

い．

　本件は，一人医長である産婦人科医が勤務する福島県の中規模県立病院で，平成16年12月17日に前置胎盤の20歳代（1回経産，前回も帝王切開）妊婦の分娩にあたり，被告人となった産科医師が帝王切開を実施した．刑事裁判では，助産師が転院させてはと勧め，医局からの応援を他の医師が打診していたなどといった事実が検察側から主張されている．

　手術開始11分後に新生児を娩出したが，癒着胎盤の所見があり，これを剥離中に多量の出血をきたしたが，被告人医師は，このまま剥離を完了してから圧迫止血をしたほうが止血しやすいと判断して，クーパーなどを用いて剥離を進め，輸血や昇圧剤などで施行及び血圧を維持した．しかし，止血困難となったため，子宮摘出に術式変更をするが，出血量が多かったため，血液センターに血液を発注して，到着を待って子宮摘出手術を行ったが，手術で子宮を摘出した30分後，止血操作中に心室細動をきたし産婦は死亡したという事案である．

　産婦死亡について，執刀した医師は上司に報告し，癒着胎盤による通常の病死であり，医師法21条1項にいう「異状死」にはあてはまらないと判断して，警察署への24時間以内の届け出は行わなかった．

　この事件は，調査委員会が開かれ，平成17年3月22日に事故調査報告書が提出され，遺族にも交付された．同報告書は，事故の要因として，①癒着胎盤の無理な剥離，②対応する医師の不足，③輸血対応の遅れ，の3つの要因をあげ，総合判断として「今回の事例は，前1回帝王切開，後壁付着の前置胎盤であった妊婦が帝王切開手術を受け出血多量，出血性ショック，循環血液量減少，その結果，心筋の虚血性変化を起こし死亡に至ったと思われる．出血は子宮摘出に進むべきところを，癒着胎盤を剥離し止血に進んだためである．胎盤剥離操作は十分な血液の到着を待ってから行うべきであった．循環血液量の減少は輸液（輸血も含め）の少なさがある．他科の医師の応援を要請し輸液ルートを確保して輸液量を増やす必要があった．手術途中で待機している家族に対し説明をすべきであり，家族に対する配慮が欠けていたと言わざるを得ない」などと記載している

が，損害保険会社から示談金を引き出すためのこじつけであったことが判明している．

　平成17年の4月にはすでに病院の捜索も終わり，病院関係者の事情聴取なども終わっていたが，平成18年2月18日になって，福島県警富岡警察（後に，何と，福島県警から表彰されている）は手術を執刀した医師を，業務上過失致死と医師法21条の異状死の届出義務違反の疑いで逮捕している．このときの捜査を指揮したのは，東京地検で医療刑事事件の専門部署である医療特殊過失専従班にいた検事であったという話も聞く．

　医師は平成18年3月10日に福島地方裁判所に起訴された．同年3月14日に産科医は保釈されている．争点としては癒着胎盤の部位，出血の予見可能性，子宮摘出を早期から選択するべきであったかという点が業務上過失致死の点で，異状死体の点では，検察は禁固1年，罰金10万円を求刑した．

　さて，医師逮捕や福島地裁への起訴は，われわれの間で囂々たる非難が生じたことは記憶に新しいだろう．私は，この逮捕の記事を出張先のホテルで読んだ高知県の新聞で知ったが，東京女子医大や青戸病院などの事件などもあったことや，検察庁が医師逮捕に躊躇しない方針を打ち出していることから，正直言って，あまり意外感はなかった．

　ところが，この逮捕については東京大学の上准教授（当時）らが積極的に活動され，瞬く間に全国の医師から非難の声があがった．日本産科婦人科学会と日本産婦人科医会は連名で「本件は癒着胎盤という治療の難度が最も高い事例．全国的な産婦人科医不足という現在の医療体制の問題点に深く根ざしており，医師個人の責任を追及するにはそぐわない」との声明を発表した．

　これ以外にも，全国の産婦人科医会や多くの任意団体はもちろんのこと，相馬医師会，双葉医師会，いわき市医師会，岩手，茨城，東京都の医師会や，全国保険医団体連合会，福島県の病院協会などが抗議声明を出している．

日本医師会は櫻井秀也・寺岡暉両副会長（当時）ならびに藤村伸常任理事（当時）が，3月22日，記者会見を行い，今回の件に関する問題点として，次の3点（「医師が逮捕されてしまったこと」，「逮捕の容疑として業務上過失致死が挙げられていること」，「医師法第21条に規定されている異状死の届出義務違反に問われていること」）を指摘するとともに，診療中の患者が医療上の事故によって死亡した疑いのあるような場合には，第三者機関に届け出ることのできる仕組みを構築することを求めた．日本医師会は同日，大野病院事件に関する検討会を開くことも発表した（日医は結局会としての声明を出さなかったようである）．

この逮捕劇は東北地方の産科医療の崩壊を促進し，平成18年3月19日の東奥日報の記事によると東北地方の産婦人科入局者数はわずか8人，弘前大学，東北大学はゼロであったという．

今回の事件では，刑事訴訟法の趣旨から，全く逮捕の必要性がない事案で医師を逮捕したのではないかという福島地方検察庁の勇み足に対して，全国のサイレントマジョリティーであった勤務医師らを中心とする臨床医らが声をあげたことが前代未聞の快挙として注目するべきであろう．

本件逮捕について，担当の福島地検次席検事（当時）は「手術ビデオや心電図記録，遺体がなく，関係者の証言が最も重要な証拠だったため，身柄を拘束して正直に話してもらう必要があった．口裏合わせの恐れもあった．解剖所見や心電図のモニター記録がないので，身柄を拘束して正直に事情を話してもらおうと思った」などと毎日新聞の記者に話したようである（毎日新聞，平成18年3月18日）．起訴して合理的な疑いを入れない立証をするために，病院の報告書以外に詳細な事情聴取をとる必要があると考えるくらい慎重なら，起訴をするにあたり，保釈後も十分に医学的見地から検討をする必要があったのではないかと考えられる．

福島地裁の判決は，双方から申請された鑑定人（検察側は，同産期の専門でない医師を申請するという失態を演じている）事実認定の点は，胎盤剥離開始後の出血のうちの大部分は，子宮内壁の胎盤剥離部からの出血と認められるとし，これにより失血死で患者が死亡したことを認定してい

る．検察官と弁護側で争いのあった癒着部位について「胎盤は，子宮に胎盤が残存している箇所を含む子宮後壁を中心に，内子宮口を覆い，子宮前壁に達していた」，「癒着の程度としては，ある程度絨毛が子宮筋層に入り込んだ嵌入胎盤の部分があった」とし，これを前提に，予見可能性を検討している．

裁判所は，術前には被告人医師は，癒着の可能性については5％程度であろうと認識していたようであると認定し，手術中の癒着胎盤の認識以降の大量出血の予見可能性については，「癒着胎盤を無理にはがすことが，大量出血，ショックを引き起こし，母体死亡の原因となり得ることは，被告人が所持していたものも含めた医学書に記載されている．従って，癒着胎盤と認識した時点において，胎盤剥離を継続すれば，現実化する可能性の大小は別としても，剥離面から大量出血し，ひいては本件患者の生命に危機が及ぶおそれがあったことを予見する可能性はあったと解するのが相当である」として検察官の主張を容れ，子宮摘出をしていれば結果回避可能性があったと認定している．

しかし，裁判所は，「本件では，癒着胎盤の剥離を開始した後に剥離を中止し，子宮摘出手術等に移行した具体的な臨床症例は，検察官側からも被告人側からも提示されておらず，また，当公判廷において証言した各医師も言及していない」ことや鑑定人の証言の信憑性などや医学書の記載が一義的ではないことから以下の見事な準則を導いている．

「臨床に携わっている医師に医療措置上の行為義務を負わせ，その義務に反したものには刑罰を科す基準となり得る医学的準則は，当該科目の臨床に携わる医師が，当該場面に直面した場合にほとんどの者がその基準に従った医療措置を講じているといえる程度の，一般性あるいは通有性を具備したものでなければならない．

なぜなら，このように解さなければ，臨床現場で行われている医療措置と一部の医学書に記載されている内容に齟齬があるような場合に，臨床

に携わる医師において，容易かつ迅速に治療法の選択ができなくなり，医療現場に混乱をもたらすことになるし，刑罰が科せられる基準が不明確となって，明確性の原則が損なわれることになるからである．

この点につき，検察官は一部の医学書や鑑定に依拠した医学的準則を主張しているのであるが，これが医師らに広く認識され，その医学的準則に則した臨床例が多く存在するといった点に関する立証はされていないのであって，その医学的準則が上記の程度に一般性や通有性を具備したものであることの証明はされていない」．

「しかし，医療行為が身体に対する侵襲を伴うものである以上，患者の生命や身体に対する危険性があることは自明であるし，そもそも医療行為の結果を正確に予測することは困難である．従って，医療行為を中止する義務があるとするためには，検察官において，当該医療行為に危険があるというだけでなく，当該医療行為を中止しない場合の危険性を具体的に明らかにした上で，より適切な方法が他にあることを立証しなければならないのであって，本件に即していえば，子宮が収縮しない蓋然性の高さ，子宮が収縮しても出血が止まらない蓋然性の高さ，その場合に予想される出血量，容易になし得る他の止血行為の有無やその有効性などを，具体的に明らかにした上で患者死亡の蓋然性の高さを立証しなければならない．そして，このような立証を具体的に行うためには，少なくとも相当数の根拠となる臨床症例，あるいは対比すべき類似性のある臨床症例の提示が必要不可欠であるといえる」．

そして以上の検討結果によれば，被告人が従うべき注意義務の証明がないから，この段階で，公訴事実第1はその証明がないとして業務上過失致死罪については無罪を言い渡している．

この規範は，民事裁判においても通用させるべきである．医療行為が身体に対する侵襲を伴うものである以上，患者の生命や身体に対する危険性があることは自明であるし，そもそも医療行為の結果を正確に予測するこ

とは困難であることは民事裁判でも刑事裁判でも変わらないからである．

　偏頗な鑑定人の理想論や，文献に載っているからということだけで患者側を勝たせる裁判のなんと多いことか．この事件の準則は，是非拡大適用してもらいたいものである．

　しかし，医師法違反についての本件判決は解釈が分かれよう．最高裁の判例では異状死体の定義は，法医学会の言うような「原因不明」でもなければ，外科学会が誤解を招く意見を出したように「医療過誤がある」ものでもない．あくまで「外表面の異状」なのである．

　本件では，検察官は外表面の異状についてはあえて主張することなく（この点は弁護側にも指摘されている），「死因は被告人が検案し剥離に長時間かかり器具を用いた無理な剥離を行ったと被告が認識をしていた．つまり，異状死と認めていたのは明白である」などと主張していた．本件は出血死なのだから，外表面からしても失血による全身の異様な蒼白という「異状」があったと主張すれば最高裁判例に照らしても責めることができたのかも知れないが，死亡前の Hb は輸血により 11 台になっていたとの情報もある．検察側にとって東京都広尾病院事件の最高裁判断は納得できないのか，あえて検察庁としては掟破りの最高裁判例基準を無視しての議論を進めている（黙秘権侵害であるとの弁護側の主張に対しては，ちゃっかり最高裁を引用しているが，最高裁が黙秘権侵害にならないと言ったのは，あくまで外表面説に立脚しているからである）．

　裁判所は，「医師法 21 条にいう『異状』とは，同条が，警察官が犯罪捜査の端緒を得ることを容易にするほか，警察官が緊急に被害の拡大防止措置を講ずるなどして社会防衛を図ることを可能にしようとした趣旨の規定であることに照らすと，法医学的にみて，普通と異なる状態で死亡していると認められる状態であることを意味すると解されるから，診療中の患者が診療を受けている当該疾病によって死亡したような場合は，そもそも同条にいう異状の要件を欠くというべきである」として検察官の主張を排斥して無罪とした．

　ここで誤解なきように言っておくが「法医学的異状」とは，法医学会の

言っているような原因不明の場合すべてを指すような広範なものではない．刑事訴訟法229条に言う検視対象となる犯罪による死亡が疑われる「変死」を指すのである．解剖医に医師法21条と同様の義務（なぜか処罰規定はない）を課す死体解剖保存法11条には明確に「犯罪による疑いのある死体」としている．

　福島地裁の判断を最高裁広尾病院事件と併せて解釈すれば（東京都広尾病院事件ではヒビテンを誤注射して死亡したケースで，外表面に異状があると認識していないから誤注射を聞いていても警察に届出なくてもよいとしている），仮に外表面に異状ととれるような状況（蒼白死体）があっても，それが通常の診療過程によって生じたものであると認識していれば異状死体にはあたらないということになりそうである．決して本判決は，過誤＝異状死体と言っているものではないことを，最高裁広尾病院事件判例とあわせて理解されたい．これでますます医師法21条の解釈は正しい方向へ向かったと言えよう．

無謀(recklessness)な医療は刑事罰の対象になるのか
―青戸と大野の間を考える―

Should the reckless medical practice be criminally punished?
- Between Aoto and Ohno cases -

　福島県立大野病院事件については，本書別稿をお読みいただきたいが，福島地裁は無罪判決を下し，日本中の産婦人科の医師をはじめ，ほとんどの医師が不当な逮捕，刑事起訴であるとして検察庁を手厳しく批判した．マスコミの論調も，無罪判決が出て検察庁も控訴の断念をしたことからも，医療崩壊と結びつけて刑事司法の医療への介入に疑問を投げかける声の方が多い．

　しかし，大野病院事件についての評論や，いわゆる第三者機関（事故調査委員会）の議論などでこれと対比して，刑事司法が医療行為に介入しても巳むを得ないケースとしてしばしば好例としてあげられるのが，慈恵医科大学青戸病院事件である．大野病院のケースと青戸病院事件の間にはどんな違いがあるのか．あるいはなぜ，事件の性質が同じであるのに対応によって判断がわかれたのか考えてみたい．

　この事件は，平成14年11月8日に慈恵医大青戸病院の泌尿器科で3名の医師等により腹腔鏡下の前立腺癌全摘手術を受けた60歳の男性が1ヵ月後の12月8日に手術中の出血が原因で死亡したとされる事件である．

　執刀医は40歳の10年以上のキャリアのある泌尿器科医であり，2人の助手も研修医などではなく36歳，34歳と脂ののった若手あるいは中堅の医師である．腹腔鏡下前立腺摘出術については執刀医も助手の2名も経験がなかったが，泌尿器科部長の承諾のもとで手術が行われている．学内の応援等を受けて手術を実施することも提案されたが，3名は自分たちのチームで行うことを希望したという．学内倫理委員会の承諾は，このよう

69

な手術術式に関しては倫理委員会マターであるとの認識は執刀した医師等にはなく，承諾手続きはとられていない．

　午前8時15分，手術室入室．A,B,Cら3名の医師は，その時々術者も交代して行った．oozingが持続し，術者のA医師は16時頃と18時に，手術に時間がかかっていることを理由に開腹手術に切り替えることを提案したが，B医師は続行を主張し，19時15分頃，前立腺が摘出された．20時にA医師は再度，開腹手術への切り替えを促したがそのまま続行され，その後，麻酔科医の強い要請もあり，21時頃に開腹手術に変更されたが，結局出血が続き，患者は脳死状態となり，1ヵ月後に死亡した．

　手術後，当該医師らが家族に説明を行ったが，家族らは納得せず，11月12日には，病院長，副院長，事務部長らが説明しているが，理解を得ることができなかったため，青戸病院内に青戸病院事故調査委員会が設置され，12月6日にこの委員会の報告書が提出された．しかし，これにも遺族らは疑問をもち質問状を提出するなどしたため，12月27日に，病院代表と遺族間で面談が行われ，平成15年2月1日に再び報告書が遺族に提出されている．

　報告書では以下のように記載され，手術手技そのものに大きな過ちがあったとはしていない．

　「以上の経過を詳細に検討した結果，泌尿器科医師により行われた手術手技そのものや，麻酔科により行われた麻酔管理について，特定の個人に明確な責任があると指摘するのは困難である」．

　「輸血のタイミングが遅きに失したことが今回の事故の主な要因であることは否定できない以上，今回の事故の責任は輸血の遅れに関与したすべての関係者に相応の責任がある」．

　しかし，遺族は納得せず，警察の動くところとなった．これら3医師は事故後1年ほどして逮捕され起訴された．

　逮捕時には，平成15年9月30日に日本医師会の糸氏副会長（当時）も「基本的に，これら3人の医師は，人の命をどう考えているのか．同時に医師以前の社会人として，人命への恐れがなかったのか．手術に13時間

かかっていると聞いているが，患者さんが出血して，どうしようもないときに，なぜ他の医師の支援を要請しなかったのか．また，だれも助ける人がいなかったのか．病院のシステムはいったいどうなっていたのか」と疑問を投げかけ，病院として，医師として，基本的な対応がおろそかになっていたと談話を発表している．

　慈恵医大は，起訴された後に，医療安全管理外部委員会を開き，日本法医学会，日本病院管理学会，日本内視鏡外科学会，日本 Endourology・ESWL 学会，日本麻酔科学会，日本泌尿器科学会からの推薦委員と弁護士，報道関係者の委員を入れてまた別の調査報告書を作成させ，捜査機関等に報告するとともに 12 月に理事長からの謝罪会見を行っている．

　外部委員会は，大学がすでに提出した 2 つの報告書について，「ご遺族が不満を持たれても，また医療についての大きな不信感を抱かれても仕方のない報告，説明である」と結論づけている．

　この外部委員による再調査報告書では，手術が未熟だったことが指摘され，手術を担当した泌尿器科医の個人的問題として，「腹腔鏡下での縫合と結紮の技術が未熟であり，DVC を含めた血管からの出血を十分にコントロールできていない」「特に 15 時 24 分より始まる左恥骨前立腺人体付近の止血操作は難渋しており，遅くとも 16 時頃には開腹への判断がなされるべきであった」「術者らが本手術に周到な準備で立ち向かったことはある程度認めるが技術的に未熟であったことはこの調査委員会報告で述べてきたとおりである．さらに XX は執拗に内視鏡下での続行を主張し，開腹の時期を遅らせた点は何のための手術かを見失った行動であった．詳細に調べるまでもなく，このような点こそ本手術を失敗に導いたものである」などとしている．

　そして，大学の懲戒委員会では，泌尿器科部長や手術を行った 3 名のうち 2 名を懲戒解雇とし，1 名を出勤停止 10 日間とするほか，幹部クラスの給与カット，病院長の辞任などの処分をしている．

　刑事事件の検察官の論告によれば，3 被告は平成 14 年 11 月 8 日，腹腔鏡手術を安全に行う知識や経験がないにも関わらず男性を手術した点が

過失であるとし，男性は大量出血による低酸素脳症で脳死状態となり，同12月8日死亡した．腹腔鏡手術は内視鏡を使ってモニターを見ながら行うため，熟練が必要とされる．3被告は手術実施に必要な大学の倫理委員会の承認申請などの手続きを取っていなかった．という点を非難している．

刑事公判で無罪を争っているにも関わらず，医道審議会は3人のうち執刀医と第1助手に対しては平成16年4月から医業停止2年の処分を下している．

そして，東京地裁で判決が平成18年6月15日，青戸病院の元医師3人に有罪を言い渡した．判決要旨は裁判所がマスコミ宛に配布した要旨を示す．

[3人の技術]

前立腺がん摘出の腹腔鏡手術は開腹術に比べ技術的困難性が高く，生命身体への危険性が高い．A被告人ら3人の中には，前立腺がん摘出の腹腔鏡手術を術者として経験したことのある人は1人もいなかった．B，C両被告人は手術に立ち会った経験すらなかった．3人は，自分たちの技術が手術を安全に施行できるか否かを全く確認せず，出血管理の困難さについて，事前に一切考慮しなかった．高度先進医療の申請などの手続きもとらなかった．3人は，開腹術に移行すれば安全に手術を終えることができるなどと安易に考え，指導医を呼ばず，どのような場合開腹術に移行すべきかなどを検討していなかった．手術では組織をいたずらに傷つけて出血させ，最も基本的な出血管理もせず続行した．3人だけで手術を安全にできる最低限度の能力がなかったことは明らかだ．

[死亡との因果関係]

患者は低酸素脳症が原因の肺炎によって死亡した．知識，技術や経験がない3人が患者の全身状態を全く把握せずに手術を続けて死亡させたことから，その過失と死亡との間に因果関係があることは明らかだ．また麻酔

医の輸血措置などについては非常識な行為だったとまでは認められず，因果関係を否定するほどの特殊事情はない．被告らは死亡は麻酔医の輸血の遅れによるものだとして，あたかも出血管理に責任がないように主張している．しかし出血管理が麻酔医だけの責任でないことは明らか．被告人らに責任がないとする根拠は認められない．

[量刑の理由]
　3人に手術を安全に施行する能力はなく，適切な鉗子操作ができず組織を傷つけ，出血管理もできなかった．自分たちの能力を過信し，安全対策を講じないままの手術で，無謀というほかなく過失の程度は大きい．必要性，緊急性がないのにこの方法を選択し，何度も開腹術へ移行する機会がありながらこの方法を続行した経過をみれば，少しでもこの方法の経験を積みたいという自己中心的な利益を優先していたことも否定できず，患者の安全と利益の確保という医師としての最も基本的な責務を忘れた行為は強い非難に値する．無謀な行為が真剣に医療に取り組む多くの医師に与えた萎縮的効果も見過ごせず，責任は重い．泌尿器科診療部長，同副部長らが監督責任を果たしていたとはいえず，その責任は軽視できない．また手術後，慈恵医大と青戸病院では死因を心不全と偽る工作を行うなど，組織ぐるみで事件の隠ぺいを図ろうとしたことが認められる．患者の全身管理を第1次的に担う麻酔医が必要な情報を被告らに伝えなかったことも死に至らしめた大きな要因となっている．

[結　　論]
　刑事責任は重いが，責任を全面的に負わせることが相当でない事情もあり，今回に限り刑の執行を猶予するのが相当だ．

　3人の医師のうち，2名は控訴したが取り下げて確定している．1名が控訴して平成19年6月5日に東京高裁で禁固2年，執行猶予4年（求刑・禁固2年6ヵ月）とした1審・東京地裁判決を破棄し，禁固1年6ヵ月，

執行猶予4年という量刑を下げた判決が言い渡されている．控訴審でも弁護側は「被告は患者の死亡を予見することはできず，その義務もなかった」などと無罪を主張したが，判決は「安全に手術を行う知識や，技術，経験がなく，手術を行えば被害者を大量出血させる可能性があることは十分，予想できた」として退け，病院の上司や麻酔医にも責任があった，手術をした医師の中では最も後輩だった，手術中の止血処置の失敗などは執刀医の責任が大きいなどとして，刑を軽減している．

この事件については当時の虎の門病院小松秀樹泌尿器科部長が『慈恵医大青戸病院事件 医療の構造と実践的倫理』（日本経済新聞社）を上梓して，「事故の本当の原因がゆがめられている．通常の輸血が実施されていれば患者は死ななかったと確信するに至った」と主張している．小松先生によれば21時20分に出血性ショックになったのであるから，この時点から，AB型濃厚赤血球液の輸血が開始されるまでに，1時間50分経過している点が問題であるし，開腹の時点ではすでに止血はできており，直接の原因は気腹解除後ショックとしている．

一方，福島県大野病院事件は，平成16年12月17日，福島県立大野病院で帝王切開を受けた女性が癒着胎盤のため，出血が多くなり，胎盤が子宮に癒着していたため児娩出後10分あまりで5,000mlという大量の出血をきたし，子宮全摘術に移行したが結局20,000mlの出血をきたして出血性ショックで亡くなられた事案である．担当医は逮捕され，刑事起訴された．

担当した産婦人科医は，その病院で唯一の産婦人科医であり，癒着胎盤については経験がなく，大学病院への転送や応援の勧めを断って自ら執刀している．

小松先生がまとめられており，一部のブログなどにも書かれていたが，青戸病院事件は，①冒険心によって外科医が，②当該手術の経験がないにも関わらず，③慎重に応援等を求めるべきという忠告も無視して，④途中開腹術に移るタイミングを逃すという判断ミスをして，⑤出血性ショックで患者が死に至ったという類型だとされている．

もし，そうならば，この点では，極めて両事件は類似しているのである．医学的に癒着胎盤は事前の予測が困難である事情などがあり，青戸と大野は根本的な相違点があるとの見解があるが，福島地裁の判決では予見可能性や予見義務の点では，検察側の主張を裁判所は認めており，大出血による死亡リスクは予見するべきであることは差がないのである．

　大野病院事件では子宮摘出するべきであったという検察官の主張に対して，そのような手法は，当時の産婦人科医にとって一般的な方法ではなかったとして結果回避義務を否定して過失がないとしているが，小松先生の分析による青戸病院事件の気腹解除後ショックという現象も，当時はあまり知られていなかったのではないだろうか．すなわち青戸病院事件と大野病院事件とは，類型的には非常に似た事件なのである．これを表面的な類似と片付けるのはたやすいが，司法は表面的な類型化で逮捕，起訴に至るのである．

　青戸病院は，しばしば，医師の間でも刑事罰にふさわしい事件類型として論じられる事が多い．その議論の際に使われる類型論が，上記の①から⑤の事情である．とりわけ recklessness（無謀さ）という医師にとって冒険心や勇気以上に必要な，「慎重さという美徳」を欠く行為が強く非難される傾向がある（マスコミにしばしば登場する評論家的医師，学会の重鎮や医師会の開業医がとりわけその傾向が強い）．

　しかし，①冒険的という点では，青戸病院が3人のチームで行っているのに対して，大野病院は術者はチームを構成していないこと，青戸病院は大学病院であり，輸血の備蓄もあり，各分野の専門家がいつでも呼べる体制にあるのに比して，大野病院は，いざというときの応援は望めず，血液センターからの輸血に委ねられる医療機関であり，応援も呼べない地域であることを考えれば，むしろ recklessness は大野病院の方に高いリスクがあったといえるのではないだろうか．

　②手術経験の点については，青戸病院の一人の医師は，某大学の産婦人科に研修に出向いて，腹腔鏡下手術の勉強をしているし，なんといっても，3人のチームは前立腺癌の手術自体は十分経験があり，開腹術の経験

が豊富な医師ばかりである．確かに，気腹解除後ショックなどといった腹腔鏡による特殊な合併症や，オリエンテーションが困難であるといった特殊性はあるが，極めて高度な手術手技であるとの評価は本質を誤るものであろう．かなり後腹膜の深い部分で手術操作が必要な前立腺の手術はいずれにせよ難しいものであるから，腹腔鏡による手術はそれなりに合理性があるともいえる（現在では前立腺はダビンチが主流になりつつあることはご存じのとおり）．なんといっても，腹腔鏡手術は開腹に移行できるという利点がある．小松先生も，腹腔鏡下前立腺摘出は，腹腔鏡手術の経験よりも開腹手術の経験の方が大事ではないかとの趣旨の見解を示されている．担当した医師等は開腹手術の経験は十分あるのだから，前立腺切除の腹腔鏡手術の経験がないといっても，それだけで「未熟な医師」といったカテゴリーに入るとは考えがたい．

一方，大野病院の癒着胎盤は，担当医師は経験が全くなく，刑事裁判でも明らかになったように，ほとんどの産婦人科医もあまり経験しない珍しいものであったというのである．この点では，何が起こるかわからない点では，腹腔鏡手術と同等かそれ以上に危険性があったと言えるのではないだろうか．

③の点については，青戸病院では，上司であるベテラン泌尿器科部長はゴーサインを出している．つまり，自分より経験のある教室の主催者の了解を経て手術を実施しているのである．慈恵医大では，倫理委員会の承諾を得ていないというので非難しているが，腹腔鏡手術などは，本件当時の認識では倫理審査委員会の審査が必要なほどの高度・実験的な医療手技であるとは認識されていなかったのではないだろうか．前立腺癌に対してはあまり実施されていなかったにしても，そもそも術式の選択などは，当時の状況では倫理委員会の審査対象は研究倫理であって，個別の手術の工夫は倫理委員会マターとは思われていなかった．私は国立循環器病研究センターの倫理委員会の委員長や国立病院機構の中央倫理審査委員会の委員などを務め，医療機関の倫理委員会の委員も多数務めたが，今まで，特に本件当時は，疫学研究などは，個人情報以外何の倫理的問題もないような事

項についても倫理委員会のエンドースを求めてくるが，手術術式についての審査など全くと言っていいほど求められたことがない．現在の倫理委員会は研究目的で，論文にするときに reviewer から要請があるから審査を求めているだけで，患者の利益のみを求める治療行為の裁量について倫理的外部判断はしないというわが国医療界の慣行があったのではないかと思われる．近時の人を対象とする医学研究に関する倫理指針もこれを除外しているように，最近になって，やっと臨床倫理委員会が研究倫理と別に設けられつつあるのが現状である．この点では，倫理委員会の審査を経ていなくても，刑法の議論でいう，いわゆる違法性の意識の可能性がなく，それが相当な事案であったといえよう．

一方の大野病院事件では，助産師の漠然とした，大学病院等への転送についての進言などがあったようだが，担当医は1人で行うことを決めている．もちろん，地方の事情から，応援や転送にさまざまな障碍が存在したことはあるだろうが，安全の観点からは，見たこともない危険な事態を引き起こす可能性のある病態（医学的には異論があるのは十分承知しているし，私自身が反対の立場で論陣を張ることもできるが，福島地裁は予見可能性を認めていることは改めて認識されたい．それが裁判官の見方である）を認識しながら，他者の進言にも関わらず，さらにチームが組めるような医療機関ではなかったが故に（これは有利にも不利にも働くが），積極的に第三者の関与を求める必要があったのに，これを拒絶しているともみることができるのではないか．

④については，大野病院事件では子宮摘出のタイミング，青戸では開腹のタイミングの判断が争点になった．たしかに青戸では早期の開腹をしておけばよかったかもしれないが，出血量は前立腺切除の時点で Hb 値が 15g/dl から 8.3g/dl へと低下しているが，すでに止血はできており，どの段階で開腹するべきかという点は検討が尽くされたとは言えない．むしろ大野病院事件の方が早期に出血量が多いのである．小松先生の見解によれば，青戸病院事件では，輸血を続けて，様子をみていけばよかったのに，開腹をしたことがよくなかったようである．このように，事後的な

検討でも，開腹のタイミング云々は高度の医学的判断，医師の裁量の問題であって，司法の，しかも刑事司法の介入するような問題ではないであろう．

⑤の点についても，妊婦死亡のケースの方が圧倒的に出血量が多いのである．

大野病院事件を担当した福島地検の検事にWeb上などでは批判が集まったが，この検事は東京地検で医療特殊過失担当班にいらっしゃったと聞く．おそらく青戸病院事件と，類型が似ているから，それなりに自信をもって捜査を指揮したのであろう（逆に言えば，あまりの逆風に戸惑っておられたのではないか）．

では，青戸と大野病院では何が違ったのだろう．もちろん疾患も異なり，医学的経過や評価が私の見方とは異なることは多々あるかもしれない．しかし，片や世紀の冤罪で，片や刑事罰を臨床医に与えるべき典型というにしては，その分水嶺があまりに見えないのではあるまいか．

私は，青戸病院事件については，小松先生の本や公表資料の他，刑事事件の弁護側鑑定証人のお話を聞く機会があり，大野病院事件でも担当弁護士のお話を直接聞く機会があったが，意外なお話が多かった．

まず，両事件を論評する者は医師も含めて，マスコミ等で他人がどう評価しているかで判断しているのではないか．青戸で前立腺が摘出できたときに，担当医が「はーい，男の子が生まれました」と軽口をたたいたことを，マスコミや検察官は喜んで悪質性のシンボルと捉えるが，外科手術でのリラクゼーションは非常に重要な事項であり，手術室で気に入った音楽をかけながら手術をしたり，手術チームで軽口を叩いたりする光景は普通のことであろう．これがいけないとなれば，手術の成功率は低下し，若い医師の外科医離れは間違いなく，加速するであろう．

思うに，両事件の本質を分けたのは，事件の後の医師や医師団体の対応であろう．

大野事件では逮捕直後に日本産科婦人科学会・日本産婦人科医会が合同で，逮捕を疑問とする異例の声明を出し，福島県，神奈川県，茨城県，福

岡県，大分県の産科婦人科医会や学会，東京都，いわき市，茨城県などの地区医師会，新生児医療連絡会，大阪府保険医協会などが逮捕不当決議を行い，各地やネット上で起訴猶予を求める署名運動などが展開された．

　当初は東京の医療専門の弁護士に福島県立医科大学の産婦人科医から依頼がいったが，いずれも遠隔地を理由に断られ，結局主として患者側の代理をしている安福弁護士が担当され，実働部隊として全国各地の産婦人科医を回って鑑定証人を依頼し，主任には日本産婦人科学会顧問の弁護士がついたのである．

　一方の青戸病院では日本医師会はじめ，弁護しようとする団体は皆無であった．起訴におびえて検察に迎合する調査報告書を大学が作るなど言語道断である．

　地域でがんばる1人医長へのシンパシーから大野病院がこれほどの動きになったことを思えば，新しい医療技術を学ぼうとする医師へのシンパシーも青戸で同様に強く表れなかったのか．繰り返すなら recklessness を刑事罰の相当性の指標とするのであれば，大野病院の医師ははるかに青戸のチームよりリスクをとっているのである．

　Web を中心とする情報（誤ったものも含めて）がどのように動いたかという点も大きいが，医師が「いい加減にしろ！」と切れたことが軸を動かせたのではないか．医療崩壊は青戸の頃からすでに起こっており，医師は足りず，危険な診療科には入っていかない傾向は強くなっていた．患者らは悪質な医療報道で煽動されて跳梁跋扈していたのである．

　結局は，医師の怒りが事件を変えたのではあるまいか．そして，仲間を守り，世論やましてやマスコミ，司法に頭を下げることなく徹底的に闘う姿勢こそが，必要だったのではないのか．私は，事件の経過概要について知ったところ，少なくとも，いずれの事件も無罪であることを確信している．青戸を刑事罰を与えるべき典型例などと語る医師は，改めて両者の何が本質的に異なるのか示して欲しいものである．

川崎協同病院事件最高裁判決
Supreme court decision for Kawasaki-Kyodo-Hospital case

　いわゆる，医師による安楽死事件は，東海大学事件（平成7年3月28日判決，判例タイムズ877号148頁）が裁判例としては嚆矢であるが，古く論じられてきた問題であり，川崎協同病院事件判決で最高裁の判断が出ている（最高裁判所平成21年12月7日判決，判例タイムズ1316号147頁）．この事件は，殺人罪を認めて被告人医師を有罪とした横浜地裁（平成17年3月25日，判例タイムズ1185号114頁），東京高裁判例（平成19年2月28日判決，判例タイムズ1237号153頁）を維持したもので，最高裁判例のお決まりとして最高裁への上告理由にはあたらないが（憲法違反，最高裁の前例に反する等の事由はない），職権で最高裁の判断を一応示しておくという内容で述べられている．このような内容は，法律上はあまり意味はなく，本件についても特別「最高裁判例」といった内容は込められていない．これに対して，最高裁は医療界にボールを投げ返して自律的な判断を医学会に求めたのだという評価があったが，最高裁にそこまでの高尚な考えを求めるべきではない．医療現場も全くわからなければ，医療についての判断能力のないキャリア裁判官や役人・学者（最高裁判事）と組織内エリート役人（裁判所調査官）が最高裁判例を書いているのである．後に示した東京高裁の説示はわかりやすく真摯にこの点を説明している（よい裁判官である）．

　最高裁は，原判決の認定した事実及び記録から，気管内チューブの抜管に至る経過を以下のとおりに示している．

　（1）本件患者（当時58歳．以下「被害者」という）は，平成10年11月2日（以下「平成10年」の表記を省略する），仕事帰りの自動車内で気管支ぜん息の重積発作を起こし，同日午後7時頃，心肺停止状態でA病院に

運び込まれた．同人は，救命措置により心肺は蘇生したが，意識は戻らず，人工呼吸器が装着されたまま，集中治療室（ICU）で治療を受けることとなった．被害者は，心肺停止時の低酸素血症により，大脳機能のみならず脳幹機能にも重い後遺症が残り，死亡する同月16日までこん睡状態が続いた．

（2）被告人は，同病院の医師で，呼吸器内科部長であったものであり，11月4日から被害者の治療の指揮を執った．被害者の血圧，心拍等は安定していたが，気道は炎症を起こし，喀痰からは黄色ブドウ球菌，腸球菌が検出された．被告人は，同日，被害者の妻や子らと会い，同人らから病院搬送に至る経緯について説明を受け，その際，同人らに対し，被害者の意識の回復は難しく植物状態となる可能性が高いことなど，その病状を説明した．

（3）その後，被害者に自発呼吸が見られたため，11月6日，人工呼吸器が取り外されたが，舌根沈下を防止し，痰を吸引するために，気管内チューブは残された．同月8日，被害者の四肢に拘縮傾向が見られるようになり，被告人は，脳の回復は期待できないと判断するとともに，被害者の妻や子に病状を説明し，呼吸状態が悪化した場合にも再び人工呼吸器を付けることはしない旨同人らの了解を得るとともに，気管内チューブについては，これを抜管すると窒息の危険性があることからすぐには抜けないことなどを告げた．

（4）被告人は，11月11日，被害者の気管内チューブが交換時期であったこともあり，抜管してそのままの状態にできないかと考え，被害者の妻が同席するなか，これを抜管してみたが，すぐに被害者の呼吸が低下したので，「管が抜けるような状態ではありませんでした」などと言って，新しいチューブを再挿管した．

（5）被告人は，11月12日，被害者をICUから一般病棟である南2階病棟の個室へ移し，看護婦（当時の名称．以下同じ）に酸素供給量と輸液量を減らすよう指示し，急変時に心肺蘇生措置を行わない方針を伝えた．被告人は，同月13日，被害者が一般病棟に移ったことなどをその妻らに説明するとともに，同人に対し，一般病棟に移ると急変する危険性が増すことを説明した上で，急変時に心肺蘇生措置を行わないことなどを確認した．

（6）被害者は，細菌感染症に敗血症を合併した状態であったが，被害者が気管支ぜん息の重積発作を起こして入院した後，本件抜管時までに，同人の余命等を判断するために必要とされる脳波等の検査は実施されていない．また，被害者自身の終末期における治療の受け方についての考え方は明らかではない．

（7）11月16日の午後，被告人は，被害者の妻と面会したところ，同人から，「みんなで考えたことなので抜管してほしい．今日の夜に集まるので今日お願いします」などと言われて，抜管を決意した．同日午後5時30分頃，被害者の妻や子，孫らが本件病室に集まり，午後6時頃，被告人が准看護婦と共に病室に入った．被告人は，家族が集まっていることを確認し，被害者の回復をあきらめた家族からの要請に基づき，被害者が死亡することを認識しながら，気道確保のために鼻から気管内に挿入されていたチューブを抜き取るとともに，呼吸確保の措置も採らなかった．

（8）ところが，予期に反して，被害者が身体をのけぞらせるなどして苦悶様呼吸を始めたため，被告人は，鎮静剤のセルシンやドルミカムを静脈注射するなどしたが，これを鎮めることができなかった．そこで，被告人は，同僚医師に助言を求め，その示唆に基づいて筋弛緩剤であるミオブロックをICUのナースステーションから入手した上，同日午後7時頃，准看護婦に指示して被害者に対しミオブロック3アンプルを静脈注射の方

法により投与した．被害者の呼吸は，午後7時3分頃に停止し，午後7時11分頃に心臓が停止した．

というものである．裁判所の事実認定は，とりわけ刑事事件の事実認定は刑事訴訟法上証拠が非常に制限される上に，実際の医療現場（医療現場に限らないが）を知らないのだから経験則が不足しており，真実とは必ずしも一致しないが，一応これを前提に考える．

最高裁は，被告人からの違法性のない延命医療の中止であるとの主張に対して「被告人は，終末期にあった被害者について，被害者の意思を推定するに足りる家族からの強い要請に基づき，気管内チューブを抜管したものであり，本件抜管は，法律上許容される治療中止であると主張する．しかしながら，上記の事実経過によれば，被害者が気管支ぜん息の重積発作を起こして入院した後，本件抜管時までに，同人の余命等を判断するために必要とされる脳波等の検査は実施されておらず，発症からいまだ2週間の時点でもあり，その回復可能性や余命について的確な判断を下せる状況にはなかったものと認められる．そして，被害者は，本件時，こん睡状態にあったものであるところ，本件気管内チューブの抜管は，被害者の回復をあきらめた家族からの要請に基づき行われたものであるが，その要請は上記の状況から認められるとおり被害者の病状等について適切な情報が伝えられた上でされたものではなく，上記抜管行為が被害者の推定的意思に基づくということもできない．以上によれば，上記抜管行為は，法律上許容される治療中止にはあたらないというべきである．

そうすると，本件における気管内チューブの抜管行為をミオブロックの投与行為と併せ殺人行為を構成するとした原判断は，正当である．よって，刑訴法414条，386条1項3号により，裁判官全員一致の意見で，主文のとおり決定する」としている．

原審であった東京高等裁判所平成19年2月28日判決（判例タイムズ1237号153頁）は，当然のことであるが最高裁より詳細な事実認定及び評価をしている．

高裁での被告人の主張である．①患者は，重度の低酸素性脳損傷による遷延性昏睡に加えて細菌感染症によりすでに治療不可能で回復の見込みがなく，約1週間後には死が不可避な終末期状態にあり，②被告人は，同居している家族等，患者の生き方，考え方等をよく知る者による患者の意思の推定等を手掛かりに本件患者の意思を探求した上で，治療を中止すべく同人の意思を推定するに足りる家族からの強い要請に基づき，気管内チューブを抜管したもので，本件抜管は許容される治療中止であったという点について以下のように否定していた．

　（ア）いわゆる尊厳死について，終末期の患者の生命を短縮させる治療中止行為（以下，単に「治療中止」という）がいかなる要件の下で適法なものと解し得るかを巡って，現在さまざまな議論がなされている．治療中止を適法とする根拠としては，患者の自己決定権と医師の治療義務の限界が挙げられる．
　（イ）まず，患者の自己決定権からのアプローチの場合，終末期において患者自身が治療方針を決定することは，憲法上保障された自己決定権といえるかという基本的な問題がある．通常の治療行為においては患者の自己決定権が最大限尊重されており，終末期においても患者の自己決定が配慮されなければならないとはいえるが，患者がいったん治療中止を決定したならば，医師といえどもただちにその決定に拘束されるとまでいえるのかというと疑問がある．また，権利性について実定法上説明ができたとしても，尊厳死を許容する法律（以下「尊厳死法」という）がない状況で，治療中止を適法と認める場合には，どうしても刑法202条により自殺関与行為及び同意殺人行為が違法とされていることとの矛盾のない説明が必要となる．そこで，治療中止についての自己決定権は，死を選ぶ権利ではなく，治療を拒否する権利であり，医師は治療行為を中止するだけで，患者の死亡自体を認容しているわけではないという解釈が採られているが，それはやや形式論であって，実質的な答えにはなっていないように思われる．さらに，自己決定権説によれば，本件患者のように急に意識を失った

者については，元々自己決定ができないことになるから，家族による自己決定の代行か家族の意見等による患者の意思推定かのいずれかによることになる．前者については，代行は認められないと解するのが普通であるし，代行ではなく，代諾にすぎないといっても，その実体にそう違いがあるとも思われない．そして，家族の意思を重視することは必要であるけれども，そこには終末期医療に伴う家族の経済的・精神的な負担等の回避という患者本人の気持ちには必ずしも沿わない思惑が入り込む危険性がつきまとう．なお，このような思惑の介入は，終末期医療の段階で一概に不当なものとして否定すべきであるというのではない．一定の要件の下で法律にこれを取り入れることは立法政策として十分あり得るところである．ここで言いたいのは，自己決定権という権利行使により治療中止を適法とするのであれば，そのような事情の介入は，患者による自己決定ではなく，家族による自己決定にほかならないことになってしまうから否定せざるを得ないということである．後者については，現実的な意思（現在の推定的意思）の確認といってもフィクションにならざるを得ない面がある．患者の生前の片言隻句を根拠にするのはおかしいともいえる．意識を失う前の日常生活上の発言等は，そのような状況に至っていない段階での気楽なものとなる余地が十分ある．本件のように被告人である医師が患者の長い期間にわたる主治医であるような場合ですら，急に訪れた終末期状態において，果たして患者が本当に死を望んでいたかは不明というのが正直なところであろう．このように，自己決定権による解釈だけで，治療中止を適法とすることには限界があるというべきである．

　（ウ）他方，治療義務の限界からのアプローチは，医師には無意味な治療や無価値な治療を行うべき義務がないというものであって，それなりにわかりやすい論理である．しかし，それが適用されるのは，かなり終末期の状態であり，医療の意味がないような限定的な場合であって，これを広く適用することには解釈上無理がある．しかも，どの段階を無意味な治療と見るのか問題がある．結果回避可能性のない段階，すなわち，救命の可能性がない段階という時点を設定しても，救命の可能性というものが，常

に少しはある．たとえば，10％あるときは，どうなのか，それとも0％でなければならないのかという問題がつきまとう．たとえば，脳死に近い不可逆的な状況ということになれば，その適用の余地はかなり限定され，尊厳死が問うている全般的局面を十分カバーしていないことになる．少しでも助かる可能性があれば，医師には治療を継続すべき義務があるのではないかという疑問も実は克服されていない．医師として十中八九，助からないと判断していても，最後まで最善を尽くすべきであるという考え方は，単なる職業倫理上の要請にすぎないといえるのかなお検討の余地がある．しかも，治療義務限界説によれば，治療中止を原則として不作為と解することが前提となる点でも，必ずしも終末期医療を十全に捉えているとはいいがたい．本件でも，ミオブロックの投与行為は，明らかに作為というべきで，これもまた治療行為を中止する不作為に含めて評価するのは，作為か不作為かという刑法理論上の局面に限れば，無理があるといわざるを得ない．

　（エ）こうしてみると，いずれのアプローチにも解釈上の限界があり，尊厳死の問題を抜本的に解決するには，尊厳死法の制定ないしこれに代わり得るガイドラインの策定が必要であろう．すなわち，尊厳死の問題は，より広い視野の下で，国民的な合意の形成を図るべき事柄であり，その成果を法律ないしこれに代わり得るガイドラインに結実させるべきなのである．そのためには，幅広い国民の意識や意見の聴取はもとより，終末期医療に関わる医師，看護師等の医療関係者の意見等の聴取もすこぶる重要である．世論形成に責任のあるマスコミの役割も大きい．これに対して，裁判所は，当該刑事事件の限られた記録の中でのみ検討を行わざるを得ない．むろん，尊厳死に関する一般的な文献や鑑定的な学術意見等を参照することはできるが，いくら頑張ってみてもそれ以上のことはできないのである．しかも，尊厳死を適法とする場合でも，単なる実体的な要件のみが必要なのではなく，必然的にその手続き的な要件も欠かせない．たとえば，家族の同意が一要件になるとしても，同意書の要否やその様式等も当然に視野に入れなければならない．医師側の判断手続きやその主体をどう

するかも重要であろう．このように手続き全般を構築しなければ，適切な尊厳死の実現は困難である．そういう意味でも法律ないしこれに代わり得るガイドラインの策定が肝要なのであり，この問題は，国を挙げて議論・検討すべきものであって，司法が抜本的な解決を図るような問題ではないのである．

（オ）他方，国家機関としての裁判所が当該治療中止が殺人にあたると認める以上は，その合理的な理由を示さなければならない．その場合でも，まず一般的な要件を定立して，具体的な事案をこれにあてはめて結論を示すのではなく，具体的な事案の解決に必要な範囲で要件を仮定して検討することも許されるというべきである．つまり，前記の二つのアプローチ，すなわち患者の自己決定権と治療義務の限界の双方の観点から，当該治療中止をいずれにおいても適法とすることができなければ，殺人罪の成立を認めざるを得ないことになる．ここで重要なのは，いずれのアプローチが適切・妥当かということを前提とするのではなく，単に仮定しているということである．いずれかのアプローチによれば，もちろん，双方によってでもよいが，適法とするにふさわしい事案に直面したときにはじめて，裁判所としてその要件の是非を判断すべきである．ことに本件については，以下に述べるように，いずれのアプローチによっても適法とはなし得ないと判断されるのである．そうすると，尊厳死の要件を仮に定立したとしても，それは，結局は，本件において結論を導き出すための不可欠の要件ではない傍論にすぎないのであって，傍論として示すのは却って不適切とさえいえよう．

（カ）そこで，所論の検討に入らなければならないが，それに先立ち，所論の前提について検討する．前記で認定したところによれば，被告人は4日に本件患者の診察を始めてから16日の本件抜管に至るまで，同人の余命について診断を下したという形跡はないし，被告人自身，原審公判廷において，「抜管しない場合の余命については，1週間になるのか，2, 3週間になるのかわからない．場合によっては1ヵ月以上かもしれない」旨述べるとおり，余命についての確固たる見通しは持っていなかった．ま

た，被告人は，本件抜管についての家族の意思は確認しているものの，家族の抜管の意思を手掛かりに抜管が本件患者自身の意思によるものかどうかを探求したというわけではない．被告人は，長年，同人を診察してきたが，すべて外来診療であり，家族の意思が同人の意思とただちに同視できるかどうかを判断できる立場になかった．

　従って，被告人は，本件抜管の際，約１週間後には本件患者の死が不可避と判断していたとも，抜管が本件患者の意思に基づくと判断していたとも認められないのであり，所論は，被告人の認識していなかったことを主張するものであって，前提を欠くというべきである．

　（キ）そこで，上記二つのアプローチから本件を検討することとし，まず，患者の自己決定権によるアプローチからみることにする．すなわち，本件抜管が本件患者の意思に基づくものかどうかについて検討するに，本件患者が自分自身の終末期における治療の受け方についてどのような考え方を持っていたのかを推測する手掛かりとなる資料は，証拠上，全く不明である．同人の人生観，死生観，宗教観を探る資料もないし，同人が終末期医療について意思を表明していたかどうか，表明していたとしてもどのような内容であったのかということもわからない．家族の意思は，同人の意思を探求するための大きな手掛かりではあるが，手掛かりの一つにすぎず，家族の意思のみをもって同人の意思と同視することはもとよりできない．なお，家族の意思が表明された場合は特段の事情がない限り患者本人の意思と同視すべきという見解もあり得るが，前述したように，これでは家族による患者本人の意思決定の代行を認めることと同じことになるし，代諾といってみても，その実体にそう違いがあるとはいえない．しかも，その見解によっても，患者が終末期状態であることが前提であるから，後述のように本件患者の死期が切迫していたとは認められない本件については，そもそもあてはまらないものといえるし，家族からの要請の有無についても，本件では，原審と当審では判断を異にするような一種微妙な証拠判断にかかるものであって，その見解が予定していると思われる家族の明確な意思表示があったとまでは認められないから，やはり，同見解によっ

ても，適法とはされない事案であると考えられる．
　従って，本件抜管が本件患者の意思に基づいていたと認めることはできない．
　（ク）次に，治療義務の限界によるアプローチからみることにする．すなわち，本件患者の余命についてどうみるかである．この点については，A鑑定は，脳波や画像といった余命を推定するために必要な臨床的情報が揃っておらず，発症からいまだ2週間の時点であることからも幅をもたせた推定しかできないと指摘した上で，本件患者の余命は，①昏睡から脱却できない場合，短くて約1週間，長くて約3ヵ月程度，②昏睡から脱却して植物状態（完全に自己と周囲についての認識を喪失すること）が持続する場合，最大数年，③昏睡・植物状態から脱却できた場合，介護の継続性及びその程度により生存年数は異なるとする．これに対して，B鑑定は，脳幹機能障害と全身状態の重篤さに加え，呼吸器系の感染症に基づく喀痰の増加とその排出能の低下から気道閉鎖が起こる可能性も高く，余命はもっと短いとするが，結局，B鑑定によっても，A鑑定が推定する余命よりは短いという限度しかいえない．従って，16日の時点で，本件患者が約1週間後に死に至るのは不可避であったとはいえず，同人の死期が切迫していたとは認められない．
　所論は，本件患者は，心肺停止により広範な大脳皮質障害に加えて脳幹機能障害も認められる重篤な低酸素性脳損傷を負い，そのため，その後，感染症が重篤化し，16日時点においては，ペニシリン耐性肺炎球菌，セラチア菌，緑膿菌等複数菌かつ多剤耐性菌による重篤な気道感染症及び敗血症を合併していたのであり，治療は不可能で，すでに予後1週間と判断される致死的段階にあったという．しかし，A鑑定もB鑑定も，治療が困難であることは認めながらも，16日以降の治療が医学的におよそ意味がないとは述べていないのであって，治療義務が限界に達していたと認めることはできない．
　（ケ）最後に，本件におけるミオブロックの投与行為の評価について検討するに，当該行為が本件抜管と並んで殺人行為を構成するものである

ところ，筋弛緩剤である同剤の投与こそ直接の死因を形成するものであって，適法化できない最大の要因とみる余地があるが，被告人としては，患者の苦悶様呼吸がどのような手段でも止まらないことから，ミオブロックの投与に及んだものであって，これだけを取り上げて違法性が強いとみるべきではなく，本件抜管と併せて全体として治療中止行為の違法性を判断すべきものである．

（コ）以上のように，いずれのアプローチからしても，本件医療中止行為は法的には許容されないものであって，殺人罪の成立が認められるといわざるを得ない．

以上の検討によれば，被告人に殺人罪の成立を認めた原判決は結論においては正当であり，事実誤認をいう論旨は理由がないことになる．というものである．

東京高裁の判決は，緻密であるし，認定事実を前提とすれば内容的にみてもさほど違和感はない．特に司法の限界を述べているところは評価できる．

本件は，捜査機関の誘導に乗ったのか，病院側の対応への不満によるものかは知らないが，横浜地裁が認定している量刑判断のための事実（これは東京高裁で上記のように否定されている）からは，患者の家族が医師にとって翻意とみられるような態度をとったと思われる．横浜地裁の量刑に関する判断は以下の通りである．

「被告人は，・・（中略）・・遺族らは，本件が発覚するまで被害者死亡の真の原因を知らず，平成14年4月，真相を知り，とりわけ当時の弁護人を通じ遺族らに責任転嫁するような報道がなされたことから，妻が神経科への通院を余儀なくされるなど再び強い精神的衝撃を受けているのであって，家族らの処罰感情が厳しいのもまことに無理からぬものというべきである」．

これに対して東京高裁は，「これまで認定してきたところによれば，被告人は，患者の予後についての検査をしておらず，家族に対する説明も万

全とはいいがたいが，家族に対する説明に配慮を欠いていたとは到底いえない．また，被告人は家族の真意を確認せずに独断で本件抜管を押し進めたわけでもないし，苦悶様呼吸が出現した時点で再挿管の意向を家族に確認せよというのは無理な注文といえる」としているように，家族もわかった上での行為であると認定しているようである．この結果，横浜地裁の懲役3年執行猶予5年という判決が破棄され，懲役1年6月執行猶予3年という殺人罪としては極めて軽い量刑となり，これが最高裁によって確認されたのである．私も安楽死，呼吸器外しの事案の相談を何例か受けているが，事が大きくなるとどんなに延命中止を懇願していた御遺族も，それを否定するものである．これは人として巳むを得ないので，信頼関係とはあまり関係ないので注意が必要である．

そのことを端的に表したのが，川崎協同病院の第2ラウンドである．
東京地方裁判所平成20年1月11日判決（判例タイムズ1284号296頁）は安楽死事件で，協同病院側が，県医師会の医事紛争特別委員会における討議を経ないで患者の遺族に賠償金5,000万円を先に支払い，医師賠償責任保険を締結していた保険会社に対し賠償金（交渉にあたった弁護士費用250万円を含む）相当の保険金の支払請求をした事案である．

以下，裁判所の認定に基づく経過を示す．

保険契約の締結と事故

川崎協同病院は，平成10年に医師賠償責任保険契約を保険会社と契約していた．内容は，医師の1事故につき1億円，免責金額なし（1円から払ってくれる．日本医師会の医師賠償は100万円の免責があり，そのために都道府県が免責分の保険をさらに用意していることはご存じの通り）という内容である．読者の先生方が入っている学会保険と内容は同じだと思われる．

本件保険契約に適用される被告の賠償責任保険普通保険約款第2条の損害の範囲及び責任限度の条項においては，被保険者が被害者に支払うべき損害賠償金及び被保険者が損保会社（被告）の承認を得て支出した訴訟費

用，弁護士報酬又は仲裁，和解若しくは調停に関する費用も填補する旨規定されていた．

　事件の概要は，平成10年11月に，工務店の社長を務めていた川崎公害喘息の患者の気管内チューブを主治医が抜き（以下「本件抜管」という），その後，筋弛緩薬であるミオブロックを投与して患者が死亡したものである．

　協同病院は本件事件を，平成14年4月，保健所，神奈川県医師会，臨港警察署に報告，届出して，これを公表し，同年7月内部調査委員会報告書（川崎協同病院における「気管チューブ抜去，薬剤投与死亡事件」についての調査報告及び外部評価委員会報告書（川崎協同病院における「気管チューブ抜去，薬剤投与死亡事件」に関する外部評価委員会報告書　医療の民主化と安全文化を育む組織の仕組みと運営）を公表した．

　横浜地方裁判所は，平成17年3月25日，同医師に対して，本件事件を犯罪事実として，殺人罪で，懲役3年，5年間の執行猶予付きの判決を言い渡したが，医師は控訴して，東京高等裁判所は，平成19年2月28日，原判決を破棄し懲役1年6月，3年間の執行猶予付きの判決を言い渡した．

　本件保険契約の被保険者である協同病院開設者である原告は，平成17年11月21日，本件事件の被害者である患者の相続人である妻の，長男，次男及び長女らとの間で，本件事件についての損害賠償の合意書を締結し，その後，損害賠償金として5,000万円を支払った．

　医療事故があった際に神奈川県医師会は，神奈川県医師会医事紛争特別委員会紛争処理規程を制定し，会員に医療事故又は医事紛争が発生した場合には，会員の報告により，これを取り扱うか，取り扱わないかの採否を決定することとしている．神奈川県医師会医事紛争特別委員会で取り扱う場合には，医療事故の内容，責任の存否を検討し，医師の行為が有責と判断された場合には，損害賠償金の金額についても検討し，見解を決定するが，同委員会が責任の有無や損害賠償金額等を決定するにあたっては，被告や当該事案の代理人弁護士の意見を踏まえて検討される運用となっており，保険金支払いについて最終的に決定するのは被告の保険会社である．

病院(原告)は，平成14年7月，神奈川県医師会医事紛争特別委員会に，本件事件を報告，届出し，同委員会はこれを受理し，取り扱うこととし，ただちに，原告側関係者の事情聴取，診療録の調査などを行った上，平成17年3月の医師に対する地裁判決の言い渡し後に，本件事件についての検討を続けたが，同委員会の討議状況は，原告の本件事件に対する見方と大きく異なっていたため，原告は平成17年10月25日，上記届出を取り下げた．原告はその上で，前記のとおり，患者家族と示談し同年12月，被告に対し，本件事件についての保険金請求書を提出したが，被告は神奈川県医師会との上記の運用を尊重しており，任意に保険金を支払わなかった．

本件の争点は，そもそも，家族に対して損害賠償する必要があったのか，本件の安楽死は家族からの依頼だったと医師は主張しているが，そうならば損害賠償請求は，信義則上許されないのではないか，また，額も高額に過ぎるのではないかという点であった．

1．抜管を依頼した家族に損害賠償金を払うべきか

（争点ごとの本来の立証責任に関わらず損保会社側の主張を先に記載している）

[損保会社側の主張]

1．患者の家族は，医師に対して，本件抜管を自ら依頼した．これは，家族が患者の殺害又はそれに準ずる行為を医師に依頼したものといえる．故意に被相続人を死亡するに至らせたために刑に処せられた者は，相続人となることができないという条文(民法891条1号)があるが，本件では，家族が刑に処せられているわけではなく，条文通り相続欠格事由に該当はしないものの，同家族が原告に対して賠償請求をなすことは，信義則違反に該当するものというべきである．つまり，自分たちで頼んでおきながら，その結果を非難して損害賠償を請求することは禁反言の原則によって信義則違反となる．

2．賠償責任保険普通保険約款 1 条及び本件保険契約の特約条項 1 条において，「法律上の賠償責任を負担することによって被る損害」について填補することとなっているが，家族から原告に対する賠償請求は，上記のように信義則に反して許されないから「法律上の賠償責任」に基づく示談金支払いではないから，上記金員について，被告は保険金支払い義務を負わない．

［病院側の主張］
　1．本件安楽死を行った医師は，平成 10 年 11 月 8 日，「9 分 9 厘は脳死状態でしょう」とカルテに記載し，家族にその旨の説明をしたが，同月 8 日においても患者に自発呼吸があったのであり，脳死状態に至っていないことは明らかであるのに，医師は脳死状態だと診断して，家族に説明し，同家族は，この誤った説明を聞いたから抜管行為を要請した．
　安楽死であれ，尊厳死であれ，医師が，延命措置の中止によって患者を死に至らしめるという行為をする場合，その患者の意思がどうであるかをまず慎重に考慮すべきであるが，医師は，患者の意思について考慮した形跡は全くない．
　2．「家族からの要請があった」という点は，東京高裁の刑事裁判での認定だが，これは刑事訴訟の立証の程度が，合理的な疑いを残さない程度までという高度のものだからで，厳格な立証の結果，家族からの要請を認定したのではなく，逆に，同家族からの要請がなかったという厳格な立証がないというに留まるものであって，民事的な観点からは，「家族からの要請があった」との証明があったとは到底いえないものである．家族の証言はすべて一貫しており，また，医師のカルテへの記載や刑事裁判における供述などによっても，家族による治療中止の要請は認められないと言うべきである．
　3．また，同時に東京高裁判決は，患者の家族からの要請があったといっても，「同家族に責任を負わせることはできない」としている．すなわち，高裁判決は，医師の生命観の下に家族をあきらめの方向に誘導した

きらいがあること，家族の抜管要請を受けるとただちに医師一人で抜管を決定したことは慎重さを欠いていたこと，家族も，医師が示唆する措置についてあえて反対することはなかなか困難であったことなど，家族からの要請に至る経緯を見れば，家族の最終的判断もやむを得ないものであって，家族からの要請の一場面のみをとらえて家族にも責任があるようなことを言うべきではない．全体としての推移をみれば，患者家族側のイニシアティブではなく，医師のそれによって事態が進行していた．

4．以上からは遺族に損害賠償金を払うのは当然である．

―損害額についての原被告の主張―
[損保会社側の主張]
1．本件患者の余命は長くはなく，逸失利益が生ずるような状況ではなかった．
2．延命可能性が低い場合は，死亡慰謝料も低額になるべきだ．
3．家族の要請の抜管であることや，医師が患者と高度の信頼関係に基づいて継続的に治療を行ってきたことなどからも慰謝料の減額は当然である．本件で支払った5,000万円は高額に過ぎる．

[病院側の主張]
1．本件患者は58歳で本件抜管により，家族の皆の見ている前で，息ができない状況となってもだえ苦しみ，その後，ミオブロックの注射により，息を引き取ったのであって，患者は筆舌に尽くしがたい精神的苦痛を受けた．交通事故の算定基準では，死亡慰謝料につき，一家の支柱は2,800万円とされているが，患者は，58歳で個人会社の社長という立場であったから，基本的には一家の支柱であり，数年の生存の可能性があったことも考慮されるべきであるから，2,800万円ないしはそれに匹敵する賠償額が適切である．
2．故意犯である本件では慰謝料の増額が必要．
3．家族も本件事件により，商売に専念できず，営業上の損害が大きい

ほか，マスコミの対応に負われ，精神的にも大きな苦痛を被り，避難のために引っ越しまでした．

4．患者は植物状態でも肉体的稼働能力喪失に関わらず，会社代表者としての地位から定収入が会社から入る可能性があり，年収が1,000万円あるから社長でいるだけで収入になったから，5年生きたとして5,000万円，全額でなく70％としても3,500万円くらいの収入になるとの家族側から主張があった．

5．すんなり示談したから5,000万円で済んだが，家族との交渉が決裂して裁判になれば，弁護士費用10％，7年間の遅延損害金35％，双方掛け合わせて48.5％が算定された賠償額に上乗せされるうえ，裁判になれば葬儀費用150万円も加算されるし，医師の殺人事件であり，そういう医師を雇っていたことが勘案されて，更に賠償額は高額になるから7,800万円くらいの損害賠償が認定されるから保険会社は5,000万円で済んでむしろよかったはずだ．

東京地方裁判所の判断
1．抜管に至る事実経過についての認定
医師が「呼吸状態が悪化した場合には，再度，人工呼吸器を付けない方法もあるのですがそれでよろしいでしょうか」，「本来ならば人工呼吸器と共にチューブも抜くのが普通ですが，痰詰まりを起こしたり，舌根が落ちて窒息することも考えられますので，すぐには抜けません．もう2，3日様子を見て，呼吸状態がもう少し良くなったころを見計らって管を抜いてみたいと思います．しかし，肺炎等の影響で呼吸が悪化した場合に再挿管するかどうかは，今の脳障害からすると難しい問題です．再挿管しないで，自然に診ていくという方法も考えられます．ご家族で検討しておいてください」，「昔は，ずっと最期まで診てあげることもできたのに，今の医療制度ではそれは難しくなりました．病状が安定すれば，意識障害というだけで，いつまでも病院に置いてあげるわけにはいかないんですよ」と説明した際に家族らは「家族で仕事をしており，1人欠けても大変で，何の

保障もない．自分も体が丈夫ではなく，1人では介護する自信がない．お嫁さん達も小さい子供がいて，介護の手伝いは難しい．施設に入れることは経済的にも余裕がない」と言った．

　看護記録にも「妻より」，「病状的なことは医師の説明で納得しているし，不明なところは今のところないが，金銭面について少し心配があるとの由」と記載され，その記載に続けて，別の看護婦により，「今のままの状態では家族で介護する余裕がない」と記載されている．さらに高気圧酸素療法が途中で痙攣を起こしたため中止された時点で家族は，「それも駄目なんですね．見ているのも辛い」と言うので医師は，その様子を見て家族は覚悟を決めつつあると感じ，自身としても，患者の体がやせ衰え，チューブが挿管されている鼻のところには潰瘍が生じ痰もあふれ出し，手足も硬直しつつあったことから，そのような体の変形や床擦れなどができるなどして余り汚れないうちに臨終を迎えさせてあげたいという思いを抱いた．

　また，医師はICUから一般病棟に移ると痰詰まりによる急変の危険が増すことを説明し，急変時には再挿管を行わないことを再確認し，輸液の点滴を減らしていく方針を伝えた．また，家族の目の前で気管内チューブを抜いてみたが，すぐに呼吸が低下したため，「管を抜けるような状態ではありませんでした．残念でした」と言って，再挿管した．

　その日の午後，妻が「この管を抜いてほしい」と言った．医師が「管を抜けは呼吸状態が悪くなり最期になりますよ．奥さん1人では決められることではないですよ．家族で来られる人は全員来てください」と言うと，妻が「みんなで考えたことです．実は，今日，夜，みんなで集まることになっています．今日お願いします」と答えた．医師は，喘息の治療よりも家族のために仕事を頑張ることを優先してきた患者が，このような意識のない状態で，家族に介護され，精神的にも経済的にも負担をかけることは望んでいないだろうと考え本件抜管を決意したのである．

　そして，同日午後5時30分頃，家族みんなが病室に集まり，同日午後6時頃，医師が看護師と共に病室に入り，「奥さんから管を抜いてほしい

と要望が出ました．管を抜けば呼吸が落ちてきて最期になります．早ければ数分ということもありますので，看取ってあげてください．みなさん，覚悟はできていますか．それでよろしいでしょうか」と尋ねたところ，だれも異論を挟まなかった．

しかし，抜管後，呼吸確保の措置をとらずに死亡するのを待ったが，予期に反して，しばらくすると，患者が上体を持ち上げ，海老のように背をのけぞらせて体を痙攣させ，顔を苦悶するようにゆがませ，息を吸おうとすると胸がへこむという奇異呼吸を始め，ゴーゴーという気道の狭くさく音と痰がガラガラと絡む音が部屋に響いた．このため，医師は，患者にとっても家族にとってもよくないと思い，セルシン合計4アンプルを静脈注射したが，苦悶様呼吸は消えなかったので，ドルミカムを静脈注射し，さらにミオブロック3アンプルを静脈注射した．なお，その後の患者の死亡を東京地裁はミオブロックによる窒息死と認定している．

その後，家族からも本件病院内でも，本件事件が問題とされることはなかったが，平成13年に本件病院内において本件抜管を行った医師と麻酔科の別の医師との間で麻酔器の使用をめぐる対立が生じたところ，同年10月下旬，麻酔科の医師が，当時の本件病院の院長に対し，本件患者のカルテのコピーを見せて，この医師を辞めさせなければコピーをばらまくなどと言って迫った．

院長は，医療倫理的，法的に問題があると考え，管理会議に報告し，本件事件が再び問題となった．そして，本件事件は公表される方向となり，同年12月30日，医師は退職届を提出した．院長らは，平成14年4月15日，患者家族を訪問し，医療倫理上不適切な行為があったことを報告して謝罪し，社会への公表と捜査機関の捜査にゆだねることを説明したところ，患者の家族からは，患者の死亡について納得できていない，裁判を検討していた旨の話があった．協同病院は，同月，記者会見をして，本件事件を公表した．

その後，協同病院と家族とは適宜連絡を取りながら病院内の内部調査委員会と外部委員が中心の外部評価委員会の調査の進行について適宜報告，

説明をしてきたが，これに対し，患者の家族側は，治療の経過について多くの疑問を示し，また，交渉の当初から，損害賠償金を支払うよう強く求め，同年8月頃からは，金額の提示をするよう強く求め，早い解決についての強い要望を示した．

神奈川県医師会では，医師賠償責任保険について医事紛争委員会で審議し，最終的には契約している保険会社が賠償額に応じた保険金額を決定するものの，当該保険会社は上記委員会の判断を尊重する慣行となっていたことから，協同病院としては，神奈川県医師会と連絡を取り合いながら，賠償の方法を検討したが協同病院が同年9月に神奈川県医師会と連絡を取り合ったときには，医師賠償責任保険を使ってそこから賠償金が支払われることがわかったものの，いつ賠償金の支払いができるかは未定であった．

その後，抜管した医師は，平成14年12月に逮捕されて，横浜地方裁判所に起訴され，平成15年から刑事裁判が進行することになった．家族からは，本件事件の公表から1年を経過しても損害賠償について進展がないことなどについて疑問や不安が示されたが，協同病院は，家族と協議して，刑事裁判の経過を見守ることについて理解を得た上，裁判の様子について状況を報告することとした．

横浜地方裁判所は，平成17年3月25日，本件が殺人罪に該当するとして，懲役3年，5年間の執行猶予付きの地裁判決を言い渡した．家族側は，地裁判決が出る2週間も前から，判決が出たらただちに損害賠償に応じることを病院側に求めてきていた．協同病院は，神奈川県医師会に対し，地裁判決が上級審で大きく変更されることはないとの見通しも示して，地裁判決の結果を基礎として現段階で賠償についての検討をしてもらいたいと申し入れた上で，賠償額の検討を進めた．患者の工務店の社長としての報酬額は月額80万円であり，家族からは，原告に対し，患者は年収で1,000万円あり，社長でいるだけで収入になったから，5年生きたとして5,000万円，全額でなく70％としても3,500万円くらいの収入になったということのほか，本件事件により家族がそれぞれ苦しい思いをした事

情等が述べられた．同年8月，初めて家族側から，5,000万円なら解決してよいとの提示があったが，極めて強い態度であり，家族には失うものは何もない，訴訟はもちろん，マスコミ発表も含め，本件病院に打撃を与えるとの発言があった．

病院側の4名の弁護士との相談では，医師の殺人事件であり，そういう医師を雇っていたことが勘案されて慰謝料が高額になるから，7,000万円から8,000万円が妥当だろうというものであった．これに対し神奈川県医師会は，上記の原告の結論とはほど遠い見解を持っていることが明らかとなり，仮に神奈川県医師会がそのような低い金額で結論を出してしまうと，原告，神奈川県医師会，損害保険会社である被告のどこもが進退窮まった状況になることが確実であると思われたことから，協同病院は，異例の措置として，同年10月25日，神奈川県医師会医事紛争委員会への申請を取り下げ，家族側に5,000万円の示談金額を示して，同年11月21日，上記金額による損害賠償の合意書を締結し，12月20日までに，5,000万円を支払った．

その後，控訴審の東京高等裁判所は，平成19年2月28日，殺人罪の成立を認めた地裁判決は結論においては正当であるとしつつ，本件抜管については患者家族の要請があったとして，地裁判決の量刑判断は維持しがたいとし，地裁判決を破棄し懲役1年6月，3年間の執行猶予付きの高裁判決を言い渡した．

高裁判決は，情状として，余命も正確にわからない状況の下で抜管に及んだことは早きに失したというほかないことや，医師の生命観の下に家族をあきらめの方向に誘導したきらいもあり，同家族の抜管要請を受けるとただちに抜管を決定したことは慎重さを欠いていたことや，全体としての推移をみれば，患者の家族側のイニシアティブではなく，医師のそれによって事態が進行していたといわざるを得ないこと，尊厳死が絡む終末期医療においては，医師には患者の家族の心情を十分に酌む姿勢が何より求められるのであって，少しでも医師が独走すれば，家族はこれを引き留めるのが困難であり，見方によっては，医師の思うがままにもなりかねない

こと，家族からの要請があったと理解しても，なおその意向を再確認し，さらに他の医師にも相談すべきであって，独断で抜管を決意したことは，結果的に患者を軽視したと言われても致し方ないというべきであることなどを説示した．

2.「1」の争点について

東京地裁は，患者家族は，本件抜管により患者が抜管で死に至ることを容認しつつ，医師に対し，本件抜管を要請したことを認めた．

しかし，家族がそのような決断をするに至ったのは，医師から，9割9分は植物状態であるとか，再挿管しないで自然に診ていくという方法も考えられるので検討するようにと言われたり，病状が安定すれば，意識障害というだけで，いつまでも病院に置いておくわけにはいかない旨や，意識回復への望みを託して行った高気圧酸素療法も途中で痙攣を起こしたため中止となった旨の説明を受けたりして，回復に対するあきらめの気持ちを抱き，そのような植物状態の患者について，病状が安定して本件病院を退院させられた場合，自宅において家族が介護することは困難であり，施設に入れる経済的余裕もないとの思いや，気管内挿管された植物状態の患者を見ているのも辛いという気持ちを抱いたことによるものと認められることを指摘した．

また，東京高裁刑事判決は，医師の生命観の下に家族をあきらめの方向に誘導したきらいもあることなどから，医師に対してあえて反対することはなかなか困難であった事情であったといえること，医師から「再挿管しないで，自然に診ていくという方法も考えられます．ご家族で検討しておいてください」とか「昔は，ずっと最期まで診てあげることもできたのに，今の医療制度ではそれは難しくなりました．病状が安定すれば，意識障害というだけで，いつまでも病院に置いてあげるわけにはいかないんですよ」などと言われれば，家族としてあきらめざるを得ない心境にもなること，家族からの要請に至る経緯を見れば，同家族の最終的判断もやむを

得ないものであって，この一場面のみをとらえて同家族にも責任があるようなことをいうべきではないと判断していることを改めて摘示した．

東京地裁は，医師は患者の余命についての確固たる見通しを持たず，また，本件抜管が患者の意思に基づくかどうかの判断もしないまま，独断的な思いを抱き，説明により患者の回復をあきらめた家族からの要請に基づいて，患者が死亡することを認識しながら本件抜管を行い，さらに，およそ治療行為とはいえないミオブロックの投与を事情を知らない准看護婦をして行わせたものであって，患者の死因は，家族が要請した本件抜管による呼吸停止ではなく，ミオブロックの投与によって呼吸筋が弛緩させられ呼吸が止められたことによる窒息死であることを断じ，「以上によれば，家族が本件抜管を医師に要請したのは，同家族をあきらめの方向に誘導したきらいもある医師の説明等により，患者の回復をあきらめざるを得ない心境になったことによるやむを得ないものということができるのに対し，医師の行った行為は，殺人行為であって，その違法性は極めて高いものといわざるを得ない」として，家族らが患者の相続人として損害賠償請求をすることが，禁反言の原則やクリーン・ハンドの原則により，信義則に反し許されないとまではいうことができないとした．

3．損害額の程度についての認定

本件患者の余命は短いことが認められるとした上で年収1,000万円の，ほとんどは役員報酬部分であり，平成10年11月16日の死亡時点において，重篤な後遺症による昏睡状態により，その肉体的な労働能力は喪失した状態にあったと認められるとしても，生存している限り，なお役員の地位にあれば，役員報酬が支払われる可能性があったことも否定できないから逸失利益がゼロということはできず，月額80万円の50％相当の2年分（ライプニッツ係数は1.8594）程度の逸失利益を認めるとすると，少なくとも890万円の逸失利益を認めるのが相当であるとした．

また，殺人の犯罪行為に該当する本件抜管により，苦悶の状況を示した

103

上で，ミオブロックの投与によって窒息死するに至ったものであって，安楽死とか尊厳死とかいえるような状況ではなく，患者本人の死亡慰謝料としては，2,800万円を下回ることはないというべきであるとした．

これに，葬儀費用として，150万円を加えて，殺人行為と示談までの遅延損害金を加算すると，5,184万円となる．

もっとも，家族が医師に対して，本件抜管を要請したものと認められるところ，家族の言動が患者の死亡の一因となったことは否定できず，被害者側の過失の法理の類推によって，家族の原告に対する損害賠償請求権は減額されると解するのが相当であるから3割程度減額した3,500万円を賠償するべきであり，損保会社もその範囲で填補責任を負うとした．

私の見解

本件は，横浜地裁が家族の要請を否定したのに対して東京高裁が家族の要請を重視して原審を破棄した点が，影響が大きいと思われる．医師の状況判断の誤りから，家族が誤導されたというのもそうかもしれないが，少なくとも患者の死亡を認識した上で抜管を依頼したのだから，死亡の点について本当に損害賠償請求権があるのかという損保会社の問いかけは理解できないわけではない．また，損害賠償を強く求めていたという家族の態度からは過失相殺が3割で妥当かどうかという疑問や，役員だったのだから挿管されて寝たきりでも役員報酬の半分程度はもらえたはずだとかの認定も疑問が生じるのではないか．この事件は，病院内での麻酔科医との対立からことが大きくなったことや，家族の賠償請求の経緯など，非常にどろどろとした事案であり，被告人とされた医師側の主張を記載した本も出版されている（『殺人罪に問われた医師／川崎協同病院事件―終末期医療と刑事責任』，矢澤昇治著，現代人文社）．真相はいずれか不明であるし，裁判の判決はこの程度で留めることも已むを得ないのかもしれない．

しかし，このような事案で最も留意するべきことは，家族はある意味患者と利益相反関係にあるということである．抜管して死期を早めれば患者の命は奪われるが相続が早まって家族の利益になる．延命のための医療費

は家族にとってマイナスの側面もある．一方，苦痛を伴う処置を継続して延命すれば，患者は苦しむかもしれないが，その間に年金が支払われたりして家族が経済的に利益を得る場合も多い．

このような家族からの安楽死，延命中止の「要請」など，医療行為の際の重要な decision making に関して，あまりに大きな意味を持たせるのは危険というべきであろう．どんなに強く要請しても刑事事件になった場合には，「医者にだまされた」，「そんな要請はしていない」と言い出す可能性も否定できないのである．

すなわち，潜在的に患者と利益相反する家族の要請で決断するのは，安楽死，尊厳死の場合や重要な決断を要する場合は要注意である．このような場合は，医学的な重要度である第1に生命，第2に身体の完全性，第3に患者の身体的苦痛，第4に患者の精神的苦痛を基軸に，これと患者の推定的意思が反する場合には（第2以下については患者の真摯な同意があればそれに従っても原則的に違法ではないと思われる），倫理委員会などの手続きを経るべきであろう．アメリカでは裁判所に判断を求めることがなされているが，わが国の裁判所に適切な判断をする能力や迅速な判断をするシステムはない．医師の独断は避けるべきである．リスクが大きすぎる．

安楽死・尊厳死 ―古くて新しいテーマと刑法の基礎―
Euthanasia・Death with dignity - Old but new problem -

　安楽死についての言及は医師でもあった森鴎外の「高瀬舟」，大法官であったトマス・モア「ユートピア」(1516年)からフランシス・ベーコンに遡る．ヴォルテール，ジャン・ジャック・ルソー，デヴィット・ヒュームといった偉大な思想家等もカトリックへの疑問からeuthanasiaについて論じているし，わが国でも安楽死事件は，新聞を賑わした事件が多数ある．東海大学事件，京都京北町立病院事件，川崎事件，羽幌町事件など，事件のたびに新聞は議論めいたことを特集連載するが，毎回同じような話の繰り返しである．たとえば一部週刊誌や新聞は終末期医療は病院の金儲けだ，医療費の無駄だと言わんばかり(否，明言している)であるし，左系新聞は医者の暴走だとかチーム医療，相談体制がなっていないなどワンパターンである．

　終末期医療や蘇生術を，金のためだと言ってのける一部マスコミの悪意には心底怒りを覚えるし，あうんの呼吸もわからずに聞きかじった法律論を振りかざす青臭い社会部記者にも飽き飽きするが，現実に呼吸器を外したり，東海大学事件のように，執拗に家族から延命治療の停止を迫られた場合の対応には窮する場合があることはよく理解できる．

　安楽死の倫理面の議論は，私もドイツまで行って英米独日の倫理学者，法学者，医学者らと2週間にわたり合宿してやったことがあるし(The Relationship of Clinical and Legal Perspectives Regarding Medical Treatment Decision-Making in Four Cultures. Jahrbuch für Recht und Ethik Volume 4, 1996)．その他の論考も書いたことがあるが(Surveys of Japanese physician's attitudes towards the care of adult patients in persistent vegetative state, Journal of medical ethics 25, pp302-304)．本稿ではそのような倫理学的議論はしない．安楽死の議論を読者諸先生方が行う際に，背景となる法理論

を知ってもらうために字数を使いたい．常に刑事罰の可否が問題となる安楽死の何が法的な問題なのかという点である．新聞記者なども，まともに刑法理論を理解せずに安楽死や終末期医療の記事を書いているものだから，医師の間の議論でも，法解釈の問題か，倫理上の問題か，はたまたその両方か，政治的な議論かわからなくなっている場合が多い．そこで，刑法理論入門と安楽死のテーマをお話ししてみよう．

まず，安楽死は，患者の嘱託による場合は，作為不作為を問わず嘱託殺人（刑法202条）になるし，嘱託がない場合には，家族の嘱託があっても殺人罪（刑法199条）に該当するのではないか？　というのが議論の出発点である．

> （自殺関与及び同意殺人）刑法第202条
>   人を教唆し若しくは幇助して自殺させ，又は人をその嘱託を受け若しくはその承諾を得て殺した者は，6月以上7年以下の懲役又は禁錮に処する．

> （殺人）刑法第199条
>   人を殺した者は，死刑又は無期若しくは5年以上の懲役に処する．

ここで，殺人罪といった犯罪が成立するということはどういうことか考えてみよう．現在裁判所の実務で通用している考え方は，「犯罪とは構成要件に該当し，違法で有責な行為である」という定義である．

構成要件に該当するというのは，上記の刑法199条や202条の条文に該当するということである．大事なことだから言っておくが，国民の人権の最も大きなものの一つとして，条文にはっきり書いていないようなことで刑事処罰は受けないという憲法上のルール（人権）がある．

> **日本国憲法第31条**
> 何人も，法律の定める手続によらなければ，その生命若しくは自由を奪はれ，又はその他の刑罰を科せられない．

　そこで，構成要件該当性という問題を，もう少し分析すると，刑法の各条文は通常「・・・した者は」と記載されているので，何か「する」必要がある．これを実行行為という．実行行為というためには，ただ何かしているというだけではダメで，刑法上の評価に値するような行為でなければならないことになる．

　具体的には，「法益侵害惹起の直接的現実的行為」と定義されることが多い．

　法益とは，刑法の各条文が何を刑事罰を科してまで守ろうとしているのかということである．刑法199条202条は人の生命を守ろうとしている点は明らかであろう．決して「患者の気持ち」や「自己決定権」ではない．

　直接的現実的危険というのは，人の生命で言えば，一般的にみて，そんなことをしたら死んじゃうじゃないかと考えるような行為である．心筋梗塞の既往のある糖尿病患者にタバコを勧めたり，深部静脈血栓のあるプロテインC欠損症の患者に，あんまり水を飲まないでサウナで汗をかいたらと勧めることは，かなり危ない行為ではあるが，「直接的」現実的危険性まであるとは言えないだろう．

　それでは，末期の骨髄腫で腎不全のある患者にKClをワンショットで1筒投与することはどうかというと，文句なく死亡の直接的現実的危険が生ずる行為だから実行行為にあたる．人工呼吸器をつけている患者から呼吸器を外す行為もこれに該当するであろう．

　それでは，肺癌の末期で呼吸不全が生じている患者に人工呼吸器をつけない行為はどうだろうか．不作為であるが，このような行為も実行行為と言えるだろうか．

　裁判例などでは，不作為でも法益侵害の直接的現実的危険性があれば，

実行行為とすると見ているようである．しかし，台風の日に，川で溺れている他人の子供を，見殺しにしたからといってただちに殺人罪になるわけではない．一般的には，保証人的地位という被害者と一定の身分関係等から作為義務があり（医師患者関係もこれにあたるという），作為が可能かつ容易で，さらに，被害者を全面的に不作為者が支配しているといったような，全体的に見て作為と同視できるような事情が必要であるとされる．

人工呼吸器をつけないことは，医師にとっては作為義務が想定しうるし，可能かつ容易である．そして，つけないで見殺しにすることは，社会通念から見て作為と同視しうるのではあるまいか．限界事例と言えようが．

一方，貧血が進んだ骨髄転移の癌患者に輸血をしないことは，さらに微妙な事案と言えよう．

また，実行行為が認められても結果としての死亡が必要である．現在の死亡は三徴候（心拍停止，呼吸停止，対光反射消失あるいは瞳孔散大）といったことで判断されるべきであるとの見解が主流であった．脳死は人の死と評価できるか，議論があったが，脳死移植法の改正で脳死は一般的な死の定義の一つとなった．

そして，実行行為と死亡との間に因果関係が必要である．羽幌町病院の事件ではCCU入院中の90歳男性の，人工呼吸器を外したことが問題になったが，20分位の予後であったとして因果関係が立証困難として不起訴になったと報道されている（平成18年8月4日，毎日新聞）．しかし刑法上の因果関係とは，conditio sine qua non と言われるように，ある行為がなければ，現実に生じた具体的結果は発生しなかったとの事実があれば足りるから，たとえ20分だろうが1分だろうが，延命が確実であれば，死亡との因果関係は認められる（たとえば末期癌の病床に押しかけてピストルで患者を射殺すれば殺人罪であろう）．

このような実行行為，結果，因果関係といった刑法の条文に書いてある構成要件の客観面に加えて，原則的に刑法は故意犯しか処罰しない．業務上過失致死傷罪などは法律上特別に規定された例外である．

刑法第38条1項
　罪を犯す意思がない行為は，罰しない．ただし，法律に特別の規定がある場合はこの限りでない．

　故意とは，構成要件に記載された事実を認識しながらあえて行為をする／しないことである．こんなことをしたら死ぬ（かもしれない）と思い，死んでもかまわないと思うことである．危険な手術をする場合に，死ぬかも知れないと思う場合があるが，死んでもかまわないとは医師は思わず，何とか助かってくれと願うから，故意はないのである．
　以上のように，実行行為，結果，因果関係，故意がすべてそろって構成要件該当性が認められるのである．逆に，一つでも欠けば，犯罪は不成立である（過失犯など他の犯罪が成立する場合もある）．

　説明はご理解いただけたであろうか．表にしてまとめてみるとこうなる．

■犯罪とは①，②，③がすべて必要
　①構成要件該当性（（1）〜（4）すべて含むこと）
　（1）実行行為（不作為も含む）
　（2）結果
　（3）実行行為と結果との因果関係
　（4）構成要件的故意
　②違法阻却事由がない ⎫
　③責任がある　　　　 ⎬ あとで詳しく述べる

　延命医療の中止や安楽死の問題は，構成要件該当性のところではなかなか犯罪でないと言い切ることはできない．安楽死はもちろんのこと，第三

者がやってきてレスピレーターを切るとか点滴を抜くとかすれば，普通は犯罪であるからである．なぜ，医者が医療現場であれこれ考えて行えば犯罪にならないのか．それは法律の条文に該当しそうだけれども「悪いこと」ではないからである．日本の安楽死や延命治療の中止を犯罪から除外しようとする考え方や，米国の裁判例を見ても，違法性が阻却されるとの考え方を採用している者が多い．

違法性阻却事由とは――「何が悪いのか」の議論

わが国では，延命治療の中止は消極的安楽死，塩化カリウムを打つような場合は積極的安楽死と言ったり，積極的安楽死のみを安楽死と言ったり，消極的安楽死は尊厳死と言ったり，用語の語感やなんかで，論者があれこれ言っているが，このような議論はそもそも不毛であり，人の生命を短縮することを，それでも構わないとして何らかの作為不作為を行って，その結果人が死亡すれば，殺人罪の構成要件は充足し，あとは，それが「悪いこと」と言えるかどうかで犯罪になるかどうかが決まってくる．

すなわち構成要件該当性を満たしていても，正当防衛などの場合は，違法性がないとされ，犯罪は成立しない．このような事情を違法性阻却事由と呼ぶ．逆に言えば，構成要件に該当しても，違法性がなければ犯罪ではないので，違法性が犯罪成立要件として考慮されるのである．

違法性阻却事由は正当防衛や法令上の行為など，刑法の明文にあるものもあり，被害者が同意しているなど，法文にないが当然のこととして認められているものもある．外科手術などは，医師法に根拠を持つ法令行為あるいは正当行為（刑法35条）と言うべきであるが，医師に敵対心を燃やす法学者たちは患者の同意が違法性阻却事由であると言う．SMプレーで首を絞めるのと洞性頻脈に対しての頸動脈マッサージは刑法的に同じ理屈だというわけである．

安楽死，尊厳死はこの違法性阻却事由の問題として論じられる場合が多い．臨床を知らない法学者の空論はおいて，後述の東海大学事件の裁判例

を見ると（横浜地方裁判所平成7年3月28日判決，判例タイムズ1185号114頁），多発性骨髄腫で苦しむ患者に医師が家族の要請によりKClなどを注射して殺害した事件に対して裁判官が示した安楽死の要件として，①患者に耐えがたい激しい肉体的苦痛がある，②死が避けられず，死期が迫っている，③肉体的苦痛を除去・緩和する方法を尽くし，他に代替手段がない，④生命の短縮を承諾する患者の明示の意思表示がある，これらの場合には違法性が阻却されるとしている．

　刑法上「悪いこと」すなわち，違法性とは結果無価値（誰かに迷惑がかかるから悪いのだ）という考え方と，みんなが悪いというから悪いのだという行為無価値の鋭い対立がある（現在のほとんどの刑法学者の中の行為無価値論者は，「迷惑がかかる行為の中で，みんなが悪いと言うから悪いのだ」という限定をかけることを主張する）．裁判所は，迷惑の度合いと，社会通念の総合判断で決めているような節があるが，刑法学での対立点の最たる部分なので，総合判断でよいではないかといったおおらかな主張はあまり見かけない．横浜地裁判決は患者の生命が，もはや風前の灯火で，患者自身も命はもういらないと言っており，生きていても苦しいだけで命の価値が低いという場合には，生命法益が小さく，社会倫理規範として医師が代替手段を尽くした場合には，違法性が少ないと見ているのであろうか．

　わが国では1950年の成吉善事件（東京地方裁判所昭和25年4月14日判決）や，米国の身内による安楽死事件報道（キャロル・ベイト事件，ハーマン・サンダー事件の無罪判決）をきっかけに法的な問題としても議論が起こったが，安楽死の問題はナチスの障害者慈悲殺という「滑りやすい坂道（slippery slope）」の問題として障害者団体や脳性麻痺児の支援団体等から強い拒否感を以て対応され「悪いこと」として位置づけられることを免れなかった．

　安楽死を，結果無価値的な観点から見ていくと，迷惑がかかるというのは，誰かの権利を侵害するということであるが，患者には生命延長という利益と，自分の人生を自分で決めたいという自己決定権という利益があ

る．わが国の刑法は，自殺幇助罪を犯罪として処罰する規定があるように，自己決定権については生命に比べて低い価値しか置いていないように思える．

一方，米国では自己決定権と生命の利益が衝突する場合に，いずれかの利益も守る立場にある者は，いずれを優先する場合も違法とは言えないという違法性阻却の議論がある（「義務の衝突」論という）．わが国の正当防衛（刑法36条）や緊急避難（刑法37条）には義務の衝突も一要素としては入っているが，それだけでは違法阻却されないとされており，米国よりも刑事罰の適用範囲が広い．このような点を意識しないで，米国の裁判例を持ち出して日本における議論をしようとする医師や評論家なども多数いるが，前提を知らないと，単なる立法論としての議論としかならない．今，起こっている問題は，現在の日本の刑法で裁かれるのである．

米国の裁判例

さはさりながら，米国の裁判例を見ていくと，自己決定権偏重とも言える事態が見てとれる．嚆矢となったのは有名なカレン・クインラン事件である．ニュージャージー州で，21歳の女性が1975年に急性薬物中毒で意識を失い，人工呼吸器をつけた状態になるが，両親が1975年9月に州高等裁判所に「死ぬ権利を認めてほしい」と提訴したが，2ヵ月後に「患者が自分の意思を決定できない時は，患者は生きつづけることを選ぶ，とみなすのが社会通念である．生命の尊厳が存在していること自体が，生命のあり方より重みをもっている」として却下し，両親は生命短縮についての意思決定を代行できないというもっともな判決を下した．これを不服とする両親が州最高裁判所に上告したところ，1976年3月31日に「人命尊重より死を選ぶ個人の権利が優先されるべきであり，今後，回復の見込みが全くないとの結論が出た場合には人工呼吸器を止めてよい」という判決が出た．

ところがカレンは人工呼吸器が外されても，10年近く延命してしまい，結局は肺炎で死亡したというものである．州最高裁は，自己決定権を

生命延長の利益よりも優越すると判じているが，カレンが延命治療を拒絶していたとの明白な証拠は何もなく，結局は両親が人格者として世論に捉えられたことを背景とした判決であろうと思われる．米国の裁判は，彼国の戦争と同じく「政治」である．

　この判決の影響で，ロサンゼルスではロバート・ネジル，ニール・バーバーらが患者の人工呼吸器を外した場合に殺人罪には該当せず，検察官の公訴自体が違法であるとの決定も出されるに至っている（この事件については緩和医療学会でも講演された李啓充先生が週刊医学会新聞，第2732号などに詳細に記載されている）．

　さらにミズーリ州では，ナンシー・クルーザン事件が起こり，合衆国連邦最高裁にて判決が出ている．この事件は，交通事故による脳の障害で植物状態となったナンシー・クルーザンという25歳の女性が，昏睡状態のまま7年が経過し，自発呼吸はできるものの経管チューブによる栄養を受けている状態で，生命維持治療さえ施せばこのままの状態で何等苦痛を感じることなく，30年以上は生き続けるであろうといった，回復の見込みはないが，苦痛もない状態が続いていた．両親は栄養チューブを外して，ナンシーを死なせる許可をミズーリ州高等裁判所に求め，同高裁は両親の訴えを認め，チューブの取り外しの許可を与えたが州側が上告し，ミズーリ州最高裁判所判決が出た．両親側は，ナンシーの憲法上の自己決定権から，死ぬ権利があり，ナンシー自身は植物状態であるから，その生命維持医療措置を拒否できないが，両親は娘のために栄養チューブを外すことを請求できると主張した．しかし，州最高裁判決は，ナンシーの家族及び友人達による「曖昧であてにならない」ナンシーの意思推測では，ナンシーの栄養補給を止めさせる十分な理由にはならないとした上で，「州が重視しているのは生命そのものであり，絶対的なものである」とした．そして，ナンシー自身は延命医療措置を拒否する権利を有するが，その両親は娘がそれを望んでいたということを法廷で証明し得なかったとして，両親の訴えを退けた．両親はこれを不服として連邦最高裁判所に提訴し，連邦最高裁はこれを受理して審理した．1990年6月25日，連邦最高裁は9人

の裁判官全員一致で,「不治の病の患者あるいは末期患者は合衆国憲法上の権利（合衆国憲法修正第9条：合衆国憲法にはもともと人権条項がなく,修正条項として入れられている）として,栄養や水分の補給を含む生命維持装置の取り外しを求めることができる」,すなわち「死ぬ権利」があることを認めたが,この権利は絶対的なものではないと述べ,生命維持医療措置の拒否の決定が当人の意思が明確な時になされ,かつ合法的である場合にのみ認められる．従って,家族もしくは医師は当人の医師が明確に認識できない場合は,そのような選択をなすべきではないと明示した．そして,ナンシー・クルーザンのケースに関しては,拒否の意思表示が「明白かつ説得力のある証拠」によって証明されていないとして請求を棄却した．

それでも両親側は,新たに「ナンシーが植物状態になったら生きていたくないと話をしていた」というナンシーの元同僚という人物を証人にしたてて,1990年12月14日ミズーリ州ジャスパー郡の検認裁判所のチューブの取り外しを認める決定を得た．

この連邦最高裁判決は1991年12月1日 The Patient Self Determination Act 施行につながることになったが,ナンシーの父親は判決後に自殺しているという．

このように,米国の一連の裁判例は患者の自己決定権という優越的な利益（アメリカは自己決定の為にイギリスから独立した．即ち国是なのである）を保護するためであるから,延命治療の中止も違法性がないとしている．しかし,これが行きすぎると延命治療の中止が一人歩きすることになる．これも李啓充先生がお書きになっており（週刊医学会新聞,2603号）,緩和医療学会の教育講演でお話になっていたが,キャサリン・ギルガンのケースである．延命治療が必要となった糖尿病,パーキンソン病,脳卒中,乳癌に加えて転倒による大腿骨頭骨折を患った70歳代の女性の治療に際して,娘が「母は,いつも医学的に可能なことは何でもしてほしいと語っていた」と言っているのに,入院していたMGH（天下のマサチューセッツ総合病院である）の主治医が倫理委員会の判断を得て,DNR

との方針を決め，娘の意向に反して人工呼吸器を外してしまい，患者は3日後に死亡したのである．これに対して娘が医師相手に損害賠償請求をしているが，敗訴している．日本であればおそらく医師らは刑事事件で有罪になっていたと思われる（参考として大阪大学法医学の若杉先生が脳死患者の人工呼吸器を外した事件）．

わが国の延命治療中止に関する裁判例

わが国の裁判例を見ると，いわゆる積極的安楽死として，カリウムを静注した東海大学事件や，名古屋高裁の山内事件などで，違法性阻却事由の要件論が展開されているが，人工呼吸器を外すといった延命治療の医師による中止については，安楽死裁判として有名な東海大学事件（横浜地方裁判所平成7年3月28日判決）でも，被告人によって治療行為の中止として，患者からの点滴及びフォーリーカテーテルの取り外し，さらにはエアウェイの除去がされている点について，独立した訴因（刑事訴追されている独立した事件）として裁判所が判断している．

横浜地方裁判所は，末期医療における治療中止について，「治癒不可能な病気に冒された患者が回復の見込みがなく，治療を続けても迫っている死を避けられないとき，なお延命のための治療を続けなければならないのか，あるいは意味のない延命治療を中止することが許されるか，というのが治療行為の中止の問題であり，無駄な延命治療を打ち切って自然な死を迎えることを望むいわゆる尊厳死の問題でもある．こうした治療行為の中止は，意味のない治療を打ち切って人間としての尊厳性を保って自然な死を迎えたいという患者の自己決定を尊重すべきであるとの患者の自己決定権の理論と，そうした意味のない治療行為までを行うことはもはや義務ではないとの医師の治療義務の限界を根拠に，一定の要件の下に許容されると考えられるのである」として，その後の治療を「継続しない」という構成要件該当性の不作為犯の実行行為性の問題と，自己決定権による治療の中止という違法阻却的な視点を併せて検討しているように判示している．

そして，治療行為の中止が許容されるための要件として「①患者が治

癒不可能な病気に冒され，回復の見込みがなく死が避けられない末期状態にあること」をあげている．この点についての詳細について裁判所は，「特に現在の医学の知識と技術をもってしても治癒不可能な病気に患者が罹り，回復の見込みがなく死を避けられない状態に至ってはじめて，治療行為の中止ということが許されると考えられる．それは，治療の中止が患者の自己決定権に由来するとはいえその権利は，死そのものを選ぶ権利，死ぬ権利を認めたものではなく，死の迎え方ないし死に至る過程についての選択権を認めたにすぎないと考えられ，また，治癒不可能な病気とはいえ治療義務の限界を安易に容認することはできず，早すぎる治療の中止を認めることは，生命軽視の一般的風潮をもたらす危険があるので，生命を救助することが不可能で死を避けられず，単に延命を図るだけの措置しかできない状態になったときはじめて，そうした延命のための措置が，中止することが許されるか否かの検討の対象となると考えるべきであるからである．こうした死の回避不可能の状態に至ったか否かは，医学的にも判断に困難を伴うと考えられるので，複数の医師による反覆した診断によるのが望ましいということがいえる．また，この死の回避不可能な状態というのも，中止の対象となる行為との関係である程度相対的にとらえられるのであって，当該対象となる行為の死期への影響の程度によって，中止が認められる状態は相対的に決して良く，もし死に対する影響の少ない行為ならば，その中止はより早い段階で認められ，死に結びつくような行為ならば，まさに死が迫った段階に至ってはじめて中止が許されるといえよう」として，まさに，違法性の存否については生命軽視の風潮を防止し，医師数名の合意によるという，「社会通念，世間の考え」重視の行為無価値的な視点が示されている．

そして，第2の要件として「②治療行為の中止を求める患者の意思表示が存在し，それは治療行為の中止を行う時点で存在することが必要である」としているが，患者の自己決定を尊重するということに由来することからして，治療行為の中止のためには，それを求める患者の意思表示が存在することが必要であり，しかも，中止を決定し実施する段階でその存在

が認められることが必要であるとして，「そうした意思表示は，患者自身が自己の病状や治療内容，将来の予想される事態等について，十分な情報を得て正確に認識し，真摯な持続的な考慮に基づいて行われることが必要といえるのであり，そのためには，病名告知やいわゆるインフォームド・コンセントの重要性が指摘される」としている.

このような考えからでは，米国のカレン事件やクルーザン事件のような結論は到底出てくるはずもない．さらに裁判所は「今日国民の多くが意味のない治療行為の中止を容認していることや，将来国民の間にいわゆるリビング・ウィルによる意思表示が普及してゆくことを予想し，その有効性を確保することも必要であることなどを考慮すると，中止を検討する段階で患者の明確な意思表示が存在しないときには，患者の推定的意思によることを是認してよいと考える」としながら患者の推定的意思を認定するのにリビング・ウィルが有力な証拠となるとしながらも，「事前の意思表示が，中止が検討されている時点とあまりにかけ離れた時点でなされたものであるとか，あるいはその内容が漠然としたものに過ぎないときには，家族の意思表示により補って患者の推定的意思の認定を行う必要があろう」，「こうした家族の意思表示から患者の意思を推定するには，家族の意思表示がそうした推定をさせるに足るだけのものでなければならないが，そのためには，意思表示をする家族が，患者の性格，価値観，人生観等について十分に知り，その意思を適確に推定しうる立場にあることが必要であり，さらに患者自身が意思表示をする場合と同様，患者の病状，治療内容，予後等について，十分な情報と正確な認識を持っていることが必要である．そして，患者の立場に立った上での真摯な考慮に基づいた意思表示でなければならない」としている．そして，「治療行為の中止対象は，薬物投与，化学療法，人工透析，人工呼吸器，輸血，栄養・水分補給など，疾病を治療するための治療措置及び対症療法である治療措置，さらには生命維持のための治療措置など，すべてが対象となってよいと考えられる．しかし，どのような措置をいつどの時点で中止するかは，死期の切迫の程度，当該措置の中止による死期への影響の程度等を考慮して，医学的

にもはや無意味であるとの適正さを判断し，自然の死を迎えさせるという目的に沿って決定されるべきである」として限定を加えていない．

　この判決が出てから，横浜地方裁判所の川崎協同病院安楽死事件でも，延命治療の中止が筋弛緩剤の投与と別個の訴因として検討されているが，この裁判例（横浜地方裁判所平成17年3月25日判決）でも「治療中止の許容性については，患者の自己決定の尊重と医学的判断に基づく治療義務の限界を根拠として認められるものと考えられる」として，「末期における患者の自己決定の尊重は，自殺や死ぬ権利を認めるというものではなく，あくまでも人間の尊厳，幸福追求権の発露として，各人が人間存在としての自己の生き方，生き様を自分で決め，それを実行していくことを貫徹し，全うする結果，最後の生き方，すなわち死の迎え方を自分で決めることができるということのいわば反射的なものとして位置付けられるべきである．そうすると，その自己決定には，回復の見込みがなく死が目前に迫っていること，それを患者が正確に理解し判断能力を保持しているということが，その不可欠の前提となるというべきである」として，「あくまでも『疑わしきは生命の利益に』という原則の下に慎重な判断が下されなければならない」，「患者の真意探求にあたっては，本人の事前の意思が記録化されているもの（リビング・ウィル等）や同居している家族等，患者の生き方・考え方等を良く知る者による患者の意思の推測等もその確認の有力な手がかりとなると思われる．そして，その探求にも関わらず真意が不明であれば，『疑わしきは生命の利益に』医師は患者の生命保護を優先させ，医学的に最も適応した諸措置を継続すべきである」が，「医師が可能な限りの適切な治療を尽くし医学的に有効な治療が限界に達している状況に至れば，患者が望んでいる場合であっても，それが医学的にみて有害あるいは意味がないと判断される治療については，医師においてその治療を続ける義務，あるいは，それを行う義務は法的にはないというべきであり，この場合にもその限度での治療の中止が許容されることになる」として，治療義務の限界を呈示している．

　なお，これらの判決は，治療義務の限界という不作為犯の要件検討とも

思える部分と，社会通念上の違法性阻却の議論をあわせて違法阻却の問題として論じているが，このような思考過程に対しては川崎協同病院事件の東京高裁控訴審判決（平成19年2月28日）で，懲役3年執行猶予5年（求刑懲役5年）とした一審の横浜地裁判決を破棄して懲役1年6ヵ月執行猶予3年に減刑し，最高裁で確定している他，尊厳死が認められるかどうかについて，「法律の制定やガイドラインの策定が必要である．国民的な合意を図るべきで，司法が抜本的な解決をする問題ではない」と述べ，尊厳死の要件を裁判所が示すことに否定的な姿勢を示している点が注目される．

責任阻却事由について

責任阻却事由とは，精神障害で善悪の判断がつきようがないような場合（刑法39条）を言うが，それでは，患者の死期が迫っていることや，患者が延命治療の継続を希望していないと医師が誤解していた場合はどう考えるべきであろうか．客観的には構成要件に該当し，違法阻却事由もないが，殺人罪になるのだろうか．いわゆる違法性阻却事由の錯誤とか，作為義務の錯誤といわれる問題である．裁判所実務に近いといわれる学説では，このような錯誤に理由があると思われる場合には，非難可能性がないとして責任阻却され，犯罪にならないとされると考えられている．患者のリビング・ウィルが偽物なのに本物と信じた場合や，治療費の負担を逃れたい家族の話を信じてしまった場合，カレン事件のように複数の医師による検討から末期と診断したが，そうではなかったような場合は，やはり，責任阻却されようが，いい加減な検討で延命拒否と信じたり，末期であると検査も不十分なまま誤診したような場合は，殺人罪は成立しなくとも，業務上過失致死罪（刑法211条）が成立すると思われる．

以上のように，安楽死や尊厳死を議論するときには刑法上のどのようなステージの問題なのか，少し整理しておくと理解が深まるように思える．

最後に私見であるが，医師の社会における地位を考えると，死という純

生物学的なものを，法律家や政治家によって相対化させられてはならないように思える．いかなる権力者も唯一ひとつしか持たない，平等で人間固有の生命は，すべての価値に優越する絶対権である．医師は，絶対善で絶対優越権である生命を司る司祭としての地位を保持するべきである．この視点からは，安楽死はやはり，いかなる場合でも医師としては否定するべきであろう．

ヒヤリ・ハット事故報告書の扱い
―裁判所にも出さなくてよい―

Incident nor accident report in medical practice
— You can deny submitting them —

　私が担当した事件で，患者側が病院のリスク管理室に証拠保全をかけ，事故報告書をコピーしていった事案がある．最近は看護師のヒヤリ・ハット報告はもちろんのこと，医師もさまざまな有害事象の報告を求められることが多い．とりわけ，平成27年10月から施行された医療事故調査制度などは，その最たるものであろう．

　しかしながら，これらの報告書は，吟味してではなく，忙しい日常業務の中で作成を強制されることから，ついついできもしない「反省」を書いてしまうことが多い．手術の結果縫合不全が起これば，不可抗力だと思っていても，とりあえず「慎重な手技を行うべきであった」とか，術後の急変事案では，「もっと検査などして経過を詳細に観察するべきであった」とか，実現不可能な反省を記載しているのではないだろうか．さらには，保険会社から，早くお金が患者に入ると，うるさく言われなくて済むとばかりに，してもいないミスを報告書に書いたりする者までいる始末である．

　これら報告書は，裁判になると表に出るものなのだろうか．

　診療記録は，従前は証拠保全されなければ患者側にわたることはなかったのであるが，カルテ開示などという考えなしの運動のおかげで，簡単に患者側に入手されるようになり，訴訟激増の一因となっている．

　その証拠保全であるが，ヒヤリ・ハット報告，損害保険会社等への報告書は裁判所に提出して，患者側に渡さなければならないのだろうか．答えはNoである．絶対に渡してはならない．

　証拠保全は本裁判になったときに，折角の証拠が散逸したり破棄してい

たりすると困るので，裁判提起前に（提起後でも可能ではあるが）証拠調べをして，確保しておこうという制度である．手続き的には本裁判で行われる検証や文書提出命令という手続きを用いる．

> **民事訴訟法第234条**
> 　裁判所は，あらかじめ証拠調べをしておかなければその証拠を使用することが困難となる事情があると認めるときは，申立てにより，この章の規定に従い，証拠調べをすることができる．

　検証というのは，診療録などの形状を確認する手続きである．たとえば，注射器の先端に血がついているとか，カルテの頁数が78頁であり，青インクで記載されているといった事実を写真などで保全する作業である．通常のカルテやレントゲンの証拠保全はこの手続きがとられることが多い．この手続きは，文書であっても，その内容を証拠とする手続きではない．
　また，文書提出命令という手続きもとられることがある．文書提出命令というのは相手方が所持している文書を裁判所に提出しろという手続きである．その結果，裁判所の文書を謄写して，相手方はその文書を入手することができる．裁判の過程で文書提出命令が裁判所から出されれば，以下の条文にあげるように原則的に，拒否できない．そして，この手続きで得られた文書の内容は証拠となる．

> **民事訴訟法第219条**
> 　書証の申出は，文書を提出し，又は文書の所持者にその提出を命ずることを申し立ててしなければならない．

民事訴訟法第220条
　次に掲げる場合には，文書の所持者は，その提出を拒むことができない．

1．当事者が訴訟において引用した文書を自ら所持するとき．
2．挙証者が文書の所持者に対しその引渡し又は閲覧を求めることができるとき．
3．文書が挙証者の利益のために作成され，又は挙証者と文書の所持者との間の法律関係について作成されたとき．
4．前3号に掲げる場合のほか，文書が次に掲げるもののいずれにも該当しないとき．
　　イ　文書の所持者又は文書の所持者と第196条各号に掲げる関係を有する者についての同条に規定する事項が記載されている文書
　　ロ　公務員の職務上の秘密に関する文書でその提出により公共の利益を害し，又は公務の遂行に著しい支障を生ずるおそれがあるもの
　　ハ　第197条第1項第2号に規定する事実又は同項第3号に規定する事項で，黙秘の義務が免除されていないものが記載されている文書
　　ニ　専ら文書の所持者の利用に供するための文書（国又は地方公共団体が所持する文書にあっては，公務員が組織的に用いるものを除く）
　　ホ　刑事事件に係る訴訟に関する書類若しくは少年の保護事件の記録又はこれらの事件において押収されている文書

　しかし，前記の事故報告書は，文書提出命令の対象にならないとされているのである．

岡山地方裁判所平成15年12月26日決定（訟務月報51巻5号1261頁）は，これを明示している．この事件は，心室中隔欠損パッチ閉鎖術の際に発生した大動脈弁損傷について争われた事案であるが，以下のような2つの文書について患者側から文書提出命令の申立があった事例である．

まず，文書1は，各国立大学から文部省大学局医学教育課長に対して医療過誤と認められる事故又は訴訟提起の可能性があると認められる事故が発生した場合に報告するよう求めた，昭和53年9月25日付け通知に基づき，大学医学部附属病院が，文部科学省大学局医学教育課長宛に報告をするために作成した文書で，本件医療事故の概要，現在の状況，本件医療事故に対する大学の見解及び対応検討，今後の見通し等をその記載内容とするものである．

また文書2は，病院の医事紛争対策委員会のための資料とするために作成された文書である．

これらについて岡山地裁は以下のように判断した．

1. 国立大学医学部附属病院において作成された，いわゆる医療事故報告書は，その記載内容，性質，作成目的等に照らし，また，平成8年法律109号による民事訴訟法の改正経緯及び同法220条3号の立法趣旨等に鑑みれば，同号後段にいう，法律関係文書にはあたらない．
2. 国立大学医学部附属病院において作成された，いわゆる医療事故報告書は，将来の医事紛争における相手方との交渉ないし訴訟追行に向けての対応・方針を検討することを目的として作成されたものであって，その記載内容を外部に公表することは予定されていないから，民事訴訟法220条4号ロにいう，公務秘密文書にあたる．

この判決は，広島高等裁判所岡山支部に即時抗告されたが，平成16年4月6日同裁判所決定では岡山地裁の判断を踏襲した．

高裁はまず，「民事訴訟法220条3号後段の文書には，文書の所持者が専ら自己使用のために作成した内部文書は含まれないと解するのが相当で

ある（最決平成12年3月10日，判例時報1711号55頁）」として民事訴訟法第内部文書であれば文書提出命令の対象にならないとの一般論を確認した．そして，本件文書について，内部文書でも公務員が公務遂行過程で自己利用のために作成した文書であっても国が所持するもので，公務員が組織的に用いるものは提出義務を免れないのではないかとの患者側の主張に対して，民事訴訟法の改正経緯や立法趣旨を詳細に検討して，「民事訴訟法220条4号が文書提出義務の一般義務化を規定したことをもって，同条3号においても公務員が組織的に用いるものは自己使用文書には該当しないとはいえない」と患者側の主張を排斥した．

そして結論として，本件各文書は，民事訴訟法220条3号後段の法律関係文書にあたらず，被告は，同条項に基づく文書提出義務を負うものではないとした．

次に，高裁は本件各文書につき，被告に，民事訴訟法220条4号に基づく一般的な文書提出義務があるか否かについて，除外事由への該当性について判断している．

高裁は上記除外事由を定めた規定のうち，民事訴訟法220条4号ロの規定について立法経過について論及し，行政情報公開法との整合性について議論を展開している．

そして，「契約，交渉又は訴訟に係る事務に関し，国，独立行政法人等又は地方公共団体の財産上の利益又は当事者としての地位を不当に害するおそれ」がある場合は，民事訴訟法220条4号ロにいう「公務の遂行に著しい支障を生ずるおそれ」がある場合に該当すると解するべきであるとしている．

そして，民事訴訟法220条4号ロにいう「公務員の職務上の秘密」とは，「いわゆる実質的な秘密を意味し，非公知の事項であって実質的にもそれを秘密として保護するに値するものである必要があるが，本件文書は病院及び文部科学省内部において，事故原因等につき自由かつ率直に意見交換を行うことにより，将来の医事紛争における相手方との交渉ないし訴訟追行に向けての対応・方針を検討することを目的として作成されたもので

あって，その記載内容を外部へ公表することは予定されておらず，このような本件各文書を紛争の一方当事者である申立人に対して開示することは，相手方である被告（国）の公正，円滑な交渉ないし訴訟追行の適正を妨げるおそれがあるといえるし，行政官庁内部において将来の医事紛争における相手方との交渉ないしは訴訟追行に備えて自由かつ率直に意見交換をして事故原因等を分析した内容は，その性質上非公知の事実であり，かつ紛争当事者としての国の円滑な交渉ないし訴訟追行の適正を確保するために実質的にも秘密として保護するに値するものである」としている．また，「なお，契約，交渉，訴訟に関して，組織内部で自由に意見交換を行い，組織としての意思形成を適正に行う利益を保護する必要のあることは，当該組織が民間の組織である場合と行政官庁である場合とで異なる要請であるとはいえず，行政機関の公共性を理由に，民間の組織と区別して行政官庁にのみ過度の文書提出義務を負担させることはできない」と結論づけている．

さらに「ある文書が，その作成目的，記載内容，これを現在の所持者が所持するに至るまでの経緯，その他の事情から判断して，専ら内部の者の利用に供する目的で作成され，外部の者に開示することが予定されていない文書であって，開示されると個人のプライバシーが侵害されたり個人ないし団体の自由な意思形成が阻害されたりするなど，開示によって所持者の側に看過しがたい不利益が生ずるおそれがあると認められる場合には，特段の事情がない限り，当該文書は民事訴訟法220条4号ニ所定の『専ら文書の所持者の利用に供するための文書』にあたると解するのが相当であるところ（最決平成11年11月12日，民集53巻8号1787頁），本件各文書は，病院及び文部科学省内部において，事故原因等につき自由かつ率直に意見交換を行うことにより，将来の医事紛争における相手方との交渉ないし訴訟追行に向けての対応・方針を検討することを目的として作成されたものであるから，同条4号ニの専ら文書の所持者の利用に供するための文書にあたるといえる．

この点，同条4号ニがかっこ書で，『国又は地方公共団体が所持する文

書にあっては，公務員が組織的に用いるものを除く』と規定していることから，本件各文書は，このかっこ書の公務文書にあたり，同条4号ニの除外文書にあたらないのではないかが問題となる．

　しかし，同条が『専ら文書の所持者の利用に供するための文書』を一般的文書提出義務の除外文書としたのは，前述のように，およそ外部の者に開示することを予定していない文書について文書提出命令の対象となる余地を認めると，このような文書についても，文書提出命令を想定して作成されることになり，文書所持者の自由な意思活動を不当に妨げることになるからであるが，この趣旨は，およそ外部の者に開示が予定されていない公務文書についてもあてはまるものである．このことからすると，外部の者におよそ開示が予定されていない文書は，同条4号ニのかっこ書の『公務員が組織的に用いるもの』にあたらないと解するのが相当である」．

　この決定は，高裁でも維持されている（広島高等裁判所岡山支部平成16年4月6日決定，判例タイムズ1145号298頁）．

　このように国立大学附属病院での報告書以外にも，東京高裁平成23年5月17日判決（判例タイムズ1370号239頁）は独立行政法人国立病院機構における医療事故に関し，同機構の運営する各病院の院長等をもって構成する全国国立病院院長協議会に置かれた医療事故評価委員会から付託を受けた評価専門医が作成した医療事故報告書について，東京高裁平成15年7月15日決定（判例タイムズ1145号298頁）は，私立医科大学内の医療事故調査委員会が作成した文書について，最高裁平成23年9月30日決定（日経メディカル2011年11月号「保険会社への事故報告書，患者への開示要求を棄却」平井利明）は，医療機関から損害保険会社への事故報告書について，いずれも文書提出命令の対象外との判断を行っており，遺族等に対する秘匿性を認めている．

　各病院では，報告書については内部規定を作って，外部には出さないことを明記し，外部委員を入れる場合でも口外しないことを規定等に盛り込んでおき，証拠保全に対しても絶対に拒むようなスタンスを確立しておくべきである．そうしないと，誰も何も報告しなくなるであろう．

ヒヤリ・ハット事故報告書の扱い —裁判所にも出さなくてよい—

　今回の医療事故調査制度においては，遺族に調査結果を書面で交付することが「努力義務」とされているが，調査内容をそのまま交付したり，医療事故調査・支援センターに提出する事故調査報告書をそのまま交付する義務を定めたものではなく，別途作成した説明文書を指すものであることは言うまでもない．

医療事故調査制度の対象について
What case should be reported to the medical accident survey & support center ?

　医療事故調査制度が始まり，厚生労働省の検討部会の一員として制度構築に関わった者の一人として講演を依頼されることが昨年から多かったが，その中で誤解が多い事項を少し解説しておきたい．

　なお，医療事故調査制度の存在自体が必要かどうかについては，別稿「3つの誤解」をお読みいただきたい．

　医療事故調査制度では罰則規定がないので，あまり問題はないのであるが，講演をしていると，報告対象について結構混乱が生じているようである．混乱の原因は，厚生労働省が法律の条文にないことを，勝手にQ&Aで書き込んだり，法文と通知の間に整合性がないことをしているからだと思われる．

　所轄の役人が，制度構築という仕事に未熟であるからだと思われるが，いずれにせよ罰則もない制度であり，医療界としてはファジーに上手に利用していけばよいとも思える．せっかくの制度なので，悪い方向への改悪だけは避けたいものである．

1．制度趣旨について

　マスコミなどがよく誤導しているところであるが，今回の医療事故調査制度は，従前の大綱案などとは全くパラダイムを異にしている．

　遺族やマスコミに対するアカウンタビリティーは捨象して，医療安全を科学的に検討するための制度であるということである．

　田村前厚生労働大臣は国会答弁で明確に「責任追及や紛争解決を目的とした制度ではない」と法案の提出の際に説明しているし，厚生労働省HP

でも，「制度の目的は何ですか？」の問いに，「医療事故調査制度の目的は，医療法の『第3章 医療の安全の確保』に位置づけられているとおり，医療の安全を確保するために，医療事故の再発防止を行うことです」としている．

また厚生労働省 Q&A の医療に関する有害事象の報告システムについての WHO のガイドラインでは，報告システムは，「学習を目的としたシステム」と，「説明責任を目的としたシステム」に大別されるとされており，「ほとんどのシステムでは どちらか一方に焦点をあてている」と述べ，その上で，「学習を目的とした報告システムでは，懲罰を伴わないこと（非懲罰性），患者，報告者，施設が特定されないこと（秘匿性），報告システムが報告者や医療機関を処罰する権力を有するいずれの官庁からも独立していること（独立性）などが必要とされています」とされている．

すなわち，従来の医療事故調の目的であった，責任追及や紛争解決といったものは破棄され，裁判官，検察官，弁護士はお呼びでないということである．私も弁護士であるからよくわかっているが，弁護士は，真実究明の能力などは微塵もなく，責任追及を飯の種としている人種であるから，医療事故調査制度に関与させるべきではない（参考資料：大阪弁護士会のパンフレット，毎日新聞記事）．

そして，マスコミや遺族への説明責任も否定されていることから，事故の公表は論外である．医療事故調査制度への報告がなされた場合は，絶対に公表しない義務が医療機関の管理者には生ずる．

そして，遺族の納得などは今回の制度とは無縁であり，遺族の納得のために医療事故調へ報告するといった姿勢は，根本から糺さなければならないとんでもない誤りであることを管理者は肝に銘ずるべきである．

2. 調査対象について

まず，報告すべき医療事故に関する法文，省令をみておこう．一般的に，国会の議決を経た法律と，法律が省令に委任した限度での省令は，法

的拘束力を有する（憲法違反にならない限り，裁判所はこれに沿った判決を書かざるを得ない）が，厚生労働省の通知は，都道府県部局等通知が通達として，行政庁内部での基準になる以上に，個々の医療機関や医師への義務とはならない．ましてや Q&A はただの当時の厚生労働省担当者の私見であって，私の論考以上の価値はない．

そこで，法律の文言をまず見ていく．
医療法 6 条の 10 の規定によれば，

> 病院，診療所又は助産所（以下この章において「病院等」という）の管理者は，医療事故（当該病院等に勤務する医療従事者が提供した医療に起因し，又は起因すると疑われる死亡又は死産であつて，当該管理者が当該死亡又は死産を予期しなかつたものとして厚生労働省令で定めるものをいう．以下この章において同じ）が発生した場合には，厚生労働省令で定めるところにより，遅滞なく，当該医療事故の日時，場所及び状況その他厚生労働省令で定める事項を第 6 条の 15 第 1 項の医療事故調査・支援センターに報告しなければならない．

とある．これを砕くと，
①当該病院等に勤務する医療従事者が提供した
②医療に起因し，又は起因すると疑われる
③死亡又は死産であつて
④当該管理者が当該死亡又は死産を予期しなかつたものとして厚生労働省令で定めるもの
⑤過誤の有無は問わない（通知に記載　条文上過誤を規定していない）
と整理できる．

①当該病院等に勤務する医療従事者が提供した
これは，医療行為と死亡が，同じ医療機関で完結していることを指す．

「当該」病院等の医療従事者による「当該」死亡であって，本制度が医療機関内での調査を基本として，センターによる調査はあくまで補完的とされる（院内事故調査2,000件に対してセンター調査は300件程度とされている）ことから，院内で全経過を把握しうるケースが対象となっていることは明らかである．

この点，厚生労働省Q&Aでは複数医療機関にまたがる場合は，医療機関同士で相談して調査を行うようにとの記載があるが，後医において，患者の死亡した事実を公的に前医に通知する法律上の規定はなく，複数の医療機関が診療情報をどのように提供しあって，調査を行うのか，その手法等も定まっておらず，法律の明文の規定もないのに，乱暴としか言いようがない．

従って，現行の本制度では，当面，単独医療機関で医療行為と死亡が完結した場合のみが報告対象であると解釈すべきである．

②医療に起因し，又は起因すると疑われる

医療に起因するとは，医療行為によるものとの確定診断（病理解剖所見での確定診断，血中薬物濃度の上昇など）が付いたものを言い，「疑い」とは，その域に達していないが，医療行為によって死亡したと状況から判断しうるものをいう．決して，「否定できない」とか「影響があった」というものではない．

わかりやすく言えば「無医村に住んでいれば死ななかったのに」あるいは「病気で死んだのではない」という基準であり，死亡自体が医療に起因していることが報告要件であるとの法文の規定であるから，その経過・プロセスに医療が修飾しただけの場合は医療に起因したとは言えない．

医療法人協会の運用ガイドラインでは51％以上の蓋然性を以て「疑い」要件としたが，心証としてこの程度の疑いがなければ広範に報告対象が増えて制度が機能しないであろう．

また，誤解の多いところであるが，本制度は学術の進歩や，医療技術の発展のための制度でもない．条文上は医療安全の章に置かれており，あく

までも「事故の原因」を分析するのが目的である．従って医療に起因したかどうかもわからないような「原因不明の死亡」は報告対象外である．

しばしば講演などで，厚生労働省通知の以下の表(**表2**)が示され，診察なども「医療」の範囲として，不作為によって死亡したような場合，たとえば腹痛で受診した少女を，食べすぎと誤診していたが，子宮外妊娠で

表2　「医療に起因する(疑いを含む)」死亡又は死産の考え方 (厚生労働省通知)

「当該病院等に勤務する医療従事者が提供した医療に起因し，又は起因すると疑われる死亡又は死産であって，当該管理者が当該死亡又は死産を予期しなかったもの」を，医療事故として管理者が報告する．

「医療」(下記に示したもの)に起因し，又は起因すると疑われる死亡又は死産 (①)	①に含まれない死亡又は死産 (②)
○診療 　徴候，症状に関連するもの ○検査等(経過観察を含む) 　検体検査に関連するもの 　生体検査に関連するもの 　診断穿刺・検体採取に関連するもの 　画像検査に関連するもの ○治療(経過観察を含む) 　投薬・注射(輸血含む)に関連するもの 　リハビリテーションに関連するもの 　処置に関連するもの 　手術(分娩含む)に関連するもの 　麻酔に関連するもの 　放射線治療に関連するもの 　医療機器の使用に関連するもの ○その他 　以下のような事案については，管理者が医療に起因し，又は起因すると疑われるものと判断した場合 　　療養に関連するもの 　　転倒・転落に関連するもの 　　誤嚥に関連するもの 　　患者の隔離・身体的拘束／身体抑制に関連するもの	左記以外のもの ＜具体例＞ ○施設管理に関連するもの 　火災等に関連するもの 　地震や落雷等，天災によるもの 　その他 ○併発症 　(提供した医療に関連のない，偶発的に生じた疾患) ○原病の進行 ○自殺(本人の意図によるもの) ○その他 　院内で発生した殺人・傷害致死，等

※1　医療の項目には全ての医療従事者が提供する医療が含まれる．
※2　①，②への該当性は，疾患や医療機関における医療提供体制の特性・専門性によって異なる．

あって，死亡したようなケースが報告対象になるかのようなことを言うものがあるが，まったくの誤りである．

この表は，決して本制度の報告対象を示したものではなく，医療の範囲を示したものに過ぎず，この点は検討部会において，医療安全対策室長がそう回答している．報告すべき医療の範囲は，通知において，「手術，処置，投薬及びそれに準じる医療行為（検査，医療機器の使用，医療上の管理など）が考えられる」と限定されていることから，侵襲的な医療行為に限定されていると解されるべきである．

むしろ表2で注目するべきは，転倒・転落・誤嚥等の事案は，医療にもともと該当せず，管理者が特に医療に起因しているものと判断した特殊な場合に限り報告対象となると記載されている点である．

また，厚生労働省通知では，制度における事故調の対象とはならない具体例として，施設管理に関連するもの，併発症（提供した医療に関連のない，偶発的に生じた疾患），原病の進行，自殺（本人の意図によるもの），その他院内で発生した殺人・傷害致死等を挙げている．

不作為による死亡は原病の進行によるものであることは明らかであるので，前述の例などは医療に起因しない死亡として報告対象とならない．

もっとも，そのような見逃し事例は医療過誤として，民事刑事の対象となりうるが，本制度は過誤の有無を問わない報告制度であり，医療過誤事案であるから報告するということにはならないことに注意するべきである．また，原因不明の死亡は，医療に起因した疑いがあるとは言えない．

あれこれ基準などを書いたガイドラインが多く出て，わかりにくくなっているが，最も簡明なのは，死亡診断書のⅠ欄の「ア，イ，ウ，エ」に記載されている項目に医療行為が含まれるかどうかで判断すればよかろう．影響を与えた項目（医療行為）はⅡ欄で，死亡原因とは別に特記していることに注意すべきである（**図1**）．

死亡の原因	I	(ア) 直接死因	
◆ I 欄、II 欄ともに疾患の終末期の状態としての心不全、呼吸不全等は書かないでください ◆ I 欄では、最も死亡に影響を与えた傷病名を医学的因果関係の順番で書いてください ◆ I 欄の傷病名の記載は各欄一つにしてください ただし、欄が不足する場合は(エ)欄に残りを医学的因果関係の順番で書いてください		(イ) (ア)の原因	
		(ウ) (イ)の原因	
		(エ) (ウ)の原因	
	II	直接には死因に関係しないがI欄の傷病経過に影響を及ぼした傷病名等	
	手術	1 無　2 有	部位及び主要所見
	解剖	1 無　2 有	主要所見

図1　死亡診断書

③死亡又は死産であつて

　死亡または死産であって，生存している場合は重度の後遺障害や遷延性植物状態であっても対象にならない．

　また，脳死は臓器移植法上，移植対象となる場合にのみ例外的に規定された見做し死亡であり，その段階では本制度の「死亡」ではない．

　死産については法文上定義はないが，ICD-10には，死産は胎児死亡と

表示され，妊娠期間に拘らず受胎による生成物が母体から完全に排出，または娩出されるに先だって胎芽・胎児が死亡した場合と定義されている．

しかしながら，死産証書は12週以降の死産児に発行されることから，本制度で報告の対象となる死産は妊娠12週以降の事例とすることが適切であろう．

なお「死産」については，検討部会での岡井医師の参考人としての発言があり，多くは原因不明であり調査しても得られることは少ないとの見解を明らかにされている．

しかし，法文上，すべてにおいて死亡と死産は区別せず記載されており，検討部会においても，死亡と死産とを区別せず扱うことは確認されている．従って，死産において報告対象外と思慮される事由はすべからく死亡についても該当すると解釈されるべきである．

逆の言い方をすれば，原因不明の死亡は，医療に起因したかその疑いがあるとは言えないのであるから死亡であろうと死産であろうと報告対象にならないのである．

厚生労働省通知では，「医療に起因し，又は起因すると疑われる，妊娠中または分娩中の手術，処置，投薬及びそれに準じる医療行為により発生した死産であった，当該管理者が当該死産を予期しなかったもの」を管理者が判断する．

・人口動態統計の分類における「人工死産」は対象としない．

とされているが，人工死産は明らかに予期された死亡であり，死産だから特別に除外されるものではない．

④当該管理者が当該死亡又は死産を予期しなかつたものとして厚生労働省令で定めるもの

省令で，予期されていなかったものとして，以下の事項のいずれにも該当しないと管理者が認めたものは対象としないとされている．

一号　管理者が，当該医療の提供前に，医療従事者等により，当該患者等に対して，当該死亡又は死産が予期されていることを説明して

いたと認めたもの．
二号．管理者が，当該医療の提供前に，医療従事者等により，当該死亡又は死産が予期されていることを診療録その他の文書等に記録していたと認めたもの．
三号．管理者が，当該医療の提供に係る医療従事者等からの事情の聴取及び，医療の安全管理のための委員会（当該委員会を開催している場合に限る）からの意見の聴取を行った上で，当該医療の提供前に，当該医療の提供に係る医療従事者等により，当該死亡又は死産が予期されていると認めたもの．

言い換えれば，IC（インフォームド・コンセント）をとっている場合は勿論，担当者が事前に主観的に死亡リスクを勘案しての侵襲的医療行為を行ったことが診療記録の記載から判明する場合や，診療記録になくても，事後的なヒアリングによる担当者の当時の主観的判断及び客観的な医療安全委員会の評価で，予期していたものとされる場合は報告対象外となっている．群馬大学の腹腔鏡手術の調査報告書では，カルテ記載がないから説明がなかったなどといった記載があったが，とんでもない暴論であり100％誤りである．

担当医等が説明したといって，それが明白な虚偽との証拠がない限り，管理者は説明があったと認定して報告対象外としてよいのである．

これらを整理すると以下のようになる（**表3**）．

表3　医療事故調査制度における予期

認識・判断者		予期の認識		
患者	主観	○IC事前		
担当医等	主観	○IC事前	○記録	○事後
医療安全委員会	客観			○事後
		一号	二号	三号

・但し，一号，二号の説明等については，通知において，

一般的な死亡の可能性についての説明や記録ではなく，当該患者個人の臨床経過等を踏まえて死亡が起こりえることについての説明及び記録であることと，適切な説明を行い，医療受給者の理解を得るように努めるとされている．

そして，厚生労働省の Q&A では単に高齢であるから何が起こるか判らないといった説明では不十分とされている．

しばしばみられる誤解が，手術等を行う場合に，合併症，とりわけ死亡につながる合併症の頻度を％等であげると「一般的な死亡の可能性」であるから不十分であるという誤解である．

当然，手術は，当該患者の具体的な状況に照らして必要性を説明し，その中で合併症やその頻度を説明するのであるから，「当該患者個人の臨床経過等を踏まえて」の説明であることは自明である．そうしないと，すべての合併症が「医療事故」としての報告対象とされることになろう．

ただ，注意するべきは，単に合併症を説明するだけでは，本制度における予期したものとして扱われない可能性があるということである．

たとえば，排卵抑制剤を長期服用していた高度肥満の子宮体部癌の患者に対して子宮全摘を行う場合，肺塞栓の可能性を説明して「合併症」欄に「肺塞栓」を挙げて，「これらの合併症が起こる場合がありますが，適切に対処します」と記載した説明と同意用紙を交付してサインさせていまいか．

実際に，肺塞栓が生じた場合は，聞いていなかったとして訴訟を提起されるケースが多いのがこのような IC の態様である．

このようなケースでは弾力ストッキングやフットポンプの使用以外に，抗凝固剤の投与なども行うであろうから，「<u>肺塞栓が生じて命にかかわる場合もあります</u>」と記載しておくことが望ましい．

訴訟で常に主張される患者の自己決定権の問題としても，命に関わることを認識して手術を受けたとの認定が容易になされうるし，死亡について予期していた（だから予防措置をとっていたし，予防措置のために脳出血が起こっても，それは予期した死亡を回避するためであるから已むを得な

い)として報告を免れるのである.

　また,このような IC を行うことで,患者に合併症の認識が得られ,医師に質問をすることで患者の自発的な結果回避行為(服薬遵守,自発的な下肢の自動運動等)が期待できるし,実際に術後の回復期に呼吸困難が生じた場合に,患者が迅速に医師等に告知することで早期の救命治療が可能になると思われる.

　死亡リスクまで告知することは,妊婦に余計な心配を与えるから不適切であると主張する方も多いと思うが,癌告知の問題のたどったプロセスを再考されたい.妊娠はまさに「命がけ」の行為であり,だからこそ,国や国民,社会が賞賛と万全の支援を行うべき尊い行為なのである.

　⑤過誤の有無を問わないということ

　現在,多くの団体から報告基準のガイドラインやこれに類するものが多く出されているが,残念ながら医療過誤と本制度の医療事故を混同しているものが多い.

　本制度は,旧大綱案のように過誤を要件とするものではないから,適切に手技を行っていた場合には報告対象外であり,要約等を遵守していない場合に報告対象となるというのは制度の趣旨を違えた解釈である.従来適切とされていた方法をとっていたにも関わらず,最悪の結果が生じた場合は,学習のために事故調査を行い,支援団体等外部の力も借りれば良いのであるが,本来行うべきことを怠っていたのであれば,今後は守るようにすれば良いのであって,調査に時間を要したり,外部委員の手を煩わせることなく,遵守を徹底すれば足りるのである.

　これは一種のパラダイム転換であって,これが理解できない医師は,むしろ旧弊に固執して事故を惹起させる危険すら内包していることを自覚するべきであろう.

　次頁の表4は,「医療事故調査制度の施行に係る検討会」(平成27年3月20日に取りまとめ)において,「医療事故の範囲」として確定した図表である.「予期しなかった死亡」と「医療に起因した死亡」の交わった部分

だけが「制度の対象事案」たる「医療事故の範囲」である．しかも，念のために注意書きが付されているとおり，「過誤の有無は問わない」とされている．

　「過誤の有無は問わない」とは，「医療事故であっても医療過誤でない」ものがあると共に，「医療過誤であっても医療事故でない」ものもある，ということを意味している．

表4　医療事故の範囲
(厚生労働省医療事故調査制度の施行に係る検討部会とりまとめ)より

	医療に起因し、又は起因すると疑われる死亡又は死産	左記に該当しない死亡又は死産
管理者が予期しなかったもの	**制度の対象事案**	
管理者が予期したもの		

※過誤の有無は問わない

　単純過誤は，患者や担当医等の事前の認識はないが，事後的に予期していたはずの事項であり，客観的に管理者目線（省令では医療安全委員会の意見が該当しよう）では予期していた事故である場合は報告対象にならない場合もあると考えられる．

各 論 編

以上を鑑み，想定しうる死産事例・死亡事例について本制度に基づき医療事故調査・支援センターに報告すべきかどうかの基準を下記の如く整理した．

死産事例
１．報告対象とならない事例
（1）医療行為に起因しない事例
 1）定期健診等外来診療でみつかる胎児死亡．
 2）妊娠高血圧症候群や妊娠糖尿病などの産科合併症・産科異常による胎児死亡．
 3）偶発合併症（提供した医療に関連のない，偶発的に生じた疾患）による胎児死亡．
 4）胎児異常（先天異常・多胎）による胎児死亡．
 5）臍帯・胎盤の異常による胎児死亡．
 6）胎児の未熟性に伴う妊娠早期の死産．
 7）薬剤投与中であったが，これに起因するかどうか不明な胎児死亡．
 8）その他（施設管理に関連するもの，火災等に関連するもの，地震や落雷等，天災によるもの，交通事故，殺人・傷害致死によるもの等）．

（2）医療行為に起因するが，当然に予期されていたと解釈できる事例
 1）羊水・絨毛検査・胎児採血による胎児死亡．
   羊水・絨毛検査における羊水穿刺・絨毛採取では一定頻度に流産・胎児死亡が起こることが知られており，一般には，事前にそのことについて充分に説明されていると考えられるが，類型的にハイリスクであり，三号除外要件にも該当しよう．
   なお，説明内容は同意書あるいは診療録に記録しておく必要があ

る．逆に十分な説明がない場合は，説明義務違反として損害賠償の対象となる可能性があることは言うまでもない．

2) 胎児および胎盤等の手術を含む治療中または術後の胎児死亡．
　「産婦人科研修の必修知識 2013」（日本産科婦人科学会，平成 25 年 8 月）に記述されている胎児治療は以下のとおりであり，非常にリスクが高い治療とされ，三号除外要件に該当すると思われる．
　当然，リスクについての説明の記録と同意書が必要である．
　（例）
　　・胎児貧血：胎児輸血
　　・双胎間輸血症候群（TTTS）：胎児鏡下レーザー手術
　　・胎児胸水：胸腔・羊水腔シャント術，胎児頻脈性不整脈：経母体抗不整脈薬
　　・無心体双胎：ラジオ波凝固術など
　　・下部尿路閉鎖：膀胱・羊水腔シャント術等

3) 外回転中の胎盤早期剥離等による胎児死亡．
　これも用手的な行為であるが，胎盤早期剥離は起こりうる合併症であり，三号要件に該当しよう．分娩の様式については，帝王切開か経膣分娩かは分娩過程で医師の判断・裁量に拠るところが多く，十分な時間と妊婦等の自己決定に委ねることが困難な場合が少なからずある．
　できれば，妊娠 34 週で骨盤位であった妊婦などについては，骨盤位分娩，外回転術，帝王切開術，骨盤位経膣分娩について説明文書を渡すなどして，胎児死亡のリスクなども説明しておくことが望ましい．
　もっとも，類型的に胎児死亡につては，三号除外要件とされるべき類型である．

4）妊娠中の薬剤投与に起因する胎児死亡（アナフィラキシーなど）．

　アナフィラキシーについては，局所麻酔剤やヨード製剤など，妊婦にアナフィラキシーが生ずる可能性がある薬剤については，過去にアナフィラキシーの既往があるようなケースでは，問診義務違反や，うっかり投与したような場合，当然に予期した事態であり，むしろ三号除外要件に該当しそうである．

　一般的には，薬剤の投与時にアナフィラキシーの可能性について説明する場合には，妊婦自らはもとより，胎児死亡が起こることも説明することが望ましい（一号除外）．

　説明の方法は，「死亡することがあります」といった説明でなくても，「・・・今まで○○を含むお薬でじんましんが出たり，急に気分が悪くなったとか，医師からこのクスリにアレルギーがあるとか言われたことはありませんか？　万一そのようなことが以前あったのでしたら，必ずおっしゃってください．万一そのようなことが起こると，今度はもっと強く反応して命に係ることや，赤ちゃんが死亡してしまうこともあるので，必ずお伝えくださいね」といった説明用紙を渡しておくとよいであろう．そうすれば一号除外事由となる．

（3）医療行為に起因し，説明と同意等があれば予期されていたと解釈できる事例
　1）妊娠中の外科手術等による胎児死亡．
　　妊娠中に母体の治療が優先される状況で行う外科手術等で侵襲的検査も含む．手術や検査に際して，母体だけでなく胎児への影響について具体的に高リスクである説明の記録や同意書があれば，報告は不要である（一号除外）．

　2）陣痛促進薬投与中の過強陣痛に伴う胎児死亡．
　　陣痛促進薬投与中の過強陣痛であるから医療に起因した疑いはあ

るとされようが，陣痛促進剤の使用については，そのリスクを使用した場合のみならず，使用しない場合のリスクも含めて事前に説明しておくことが望ましい（一号除外）．

3) 母体適応・胎児適応で行った急速遂娩（鉗子・吸引分娩，帝王切開）に関連した胎児死亡．

　いずれも，説明と同意があることが望ましい．「このままでは赤ちゃんもお母さんも危ない！どちらかが危険になるかも知れませんが，已むを得ないですね」といった説明があれば，一号除外要件を満たすし，カルテにかかる医師の思考過程が記載されていれば二号要件で報告除外対象である．

妊産婦死亡事例

妊産婦死亡においては，すでに妊産婦死亡についてのWHOドラフトガイドラインに合致した報告制度がある．妊産婦死亡に関わる調査研究（いわゆる池田班，現在は臨床産婦人科医会の事業及び平成26年度厚生労働科学研究費補助金（地域医療基盤開発推進研究事業「周産期医療と他領域との効果的な協働体制に関する研究」，平成25年度循環器病研究開発費「妊産婦死亡の調査と分析センターとしての基盤研究」として行われている）が実施されている．

本制度（新しい医療事故調制度）は医療安全のための制度であることや，報告しないことについてペナルティーは科していないことは，池田班に類似しているが，以下の点で異なる．①まず対象は前者が医療事故による死亡・死産例である事に対して後者は医療事故かどうかは関係なく妊産婦死亡一般である．②前者は，院内事故調査結果の遺族への説明が義務とされ，事故調査・支援センターの調査報告書が遺族に交付されるが，後者では遺族には本研究班の調査報告書は開示もされない．③事案の分析は前者は，必ずしも周産期の専門家が多数参加することは期待できないが，後者は周産期の第1線の専門家が数十名関与して2段階の検討を行うもので

ある.

　従って，本研究班の分析が，新しい事故調査制度によって行われなくなったり，複数の調査結果に矛盾が生じた場合などにトラブルの原因となることも懸念されるところである.

　しかし，現実には，本制度の対象は意外に限定されており，本研究班の対象となってきた事例とは異なる（両制度が十分両立する）と思われる．たとえば，池田班の提言でも触れた自殺などは医療起因性がなく報告対象でないことが明示されているし，脳出血，肺塞栓，悪性腫瘍などは偶発症として報告対象からは外れよう．また，羊水塞栓や弛緩出血，産科的DICも，医療に起因するものではなく，分娩自体に起因するものであって原病の進行に比するべきものであるから報告対象にならない．原因不明の場合も，医療起因性は否定的であるから不明なのであって，対象にならないと言ってよい．陣痛促進剤使用中の子宮破裂などは医療起因性がありそうであるが，陣痛促進剤の使用にあたっては，胎児の娩出上有用であることと同時に，過強陣痛などに起因して妊婦の生命に影響がある場合があることなど，一定の危険性を告知して（もちろん受容的かつ，十分な観察・対処を行うことも説明するべきである）使用することで，予期要件の省令から報告対象にならないと思われる．

　従って，新しい事故調査制度発足後も，妊産婦死亡は本研究班に報告することで足りると思われ，「学習のための制度」として，本研究班を最大限活用していただきたいものである．

1．報告対象とならない事例
（1）医療に起因しない事例
　1）悪性疾患（胃癌，尿管癌，悪性リンパ腫，骨髄異形成症候群等）合併妊娠における悪性疾患が原因の死亡．
　2）脳血管異常を合併した妊娠での脳出血による死亡，痙攣・子癇等による死亡．
　3）重症心疾患合併妊娠における心疾患による死亡．

4) SLE など自己免疫疾患の急性増悪による死亡（但し，病態の重症度について充分に説明されている事例）．
5) その他（施設管理に関連するもの，火災等に関連するもの，地震や落雷等，天災によるもの，自殺，交通事故，殺人・傷害致死によるものなど）．
6) 産科危機的出血による死亡（羊水塞栓症〈子宮型〉，弛緩出血，子宮破裂，子宮内反症，常位胎盤早期剝離，産道裂傷など）．
　これらは医療に起因して生ずるというよりも分娩過程で生ずる合併症である．無医村で分娩をすれば弛緩出血が起こらないわけではない．
7) 古典的羊水塞栓症による死亡．
8) 心・大血管疾患による死亡（周産期心筋症，QT 延長症候群，心筋梗塞・心筋障害，心筋炎，心内膜症欠損・僧帽弁狭窄，大動脈解離，鎖骨下静脈破裂，原発性肺高血圧症など）で，妊娠中に合併症の診断がついていなかった事例．
　これらは偶発症による死亡であり，報告対象外である．
9) 肺疾患による死亡（肺血栓塞栓症，肺水腫，肺胞出血など）．
10) 肝疾患による死亡（肝被膜下出血，急性妊娠性脂肪肝，劇症肝炎など）．
11) 原因不明の死亡．

(2) 医療に起因するが，予期されていたと解釈できる事例
1) 陣痛促進薬投与中の子宮破裂等による死亡でリスクが事前に告知されているような場合は一号除外である．
　この点，充分な監視：たとえば過強陣痛の抑制，などが行われ，適応・禁忌を遵守し，患者の同意が得られている場合には報告除外されるとの見解があるようであるが，妊婦の同意はともかく，十分な監視が行われ，適応や禁忌などの要約遵守例で事故が生ずる場合が「予期しない」事故であって，かかる見解は条理に

反している.
　　過誤を事故と捉えることからの誤解であると思われる.
2）前置胎盤，癒着胎盤等による帝王切開術などの手術における大量出血死で，命にかかわる大量出血のリスクについて十分な説明と同意の上で行われた手術の場合.
3）薬剤投与に起因する死亡（アナフィラキシーなどで，薬剤についての死亡リスクが説明されている場合．説明態様につては死産の項目を参照されたい）．
4）人工妊娠中絶においても，具体的な合併症やこれによる死亡リスクなどは説明してあれば一号除外事案となると考えられる.

新生児死亡事例

新生児死亡は，先天奇形などの場合も多く，医療起因性がない場合も多い．このようなケースで安易に再発防止案などを検討記載すると，医療訴訟を惹起する原因になりかねないために，慎重に報告対象を検討する必要がある.

また，病名がついて産科誘因中の新生児（低血糖，ビリルリン血症，軽度の呼吸異常，哺乳不良，嘔吐など）の死亡も対象となる．出生直後の新生児死亡も対象である．

1．報告対象とならない事例
（1）医療に起因しない事例
1）児の未熟性による死亡（早期の早産，感染症による死亡など）．
2）児の重篤な原疾患（重度な形態異常，心疾患，脳障害など）による死亡．
3）病名がついて産科誘因中の新生児（低血糖，ビリルリン血症，軽度の呼吸異常，哺乳不良，嘔吐など）．
　　これらは原疾患による死亡である．
4）出生直後の新生児死亡．

これらも死産に準じて原因不明の場合も多く対象外とされよう．
5）先天異常が疑われる死亡．
6）転倒転落や早期母児接触（添い寝等）の際の窒息は，医療に起因するものではないので原則的には報告対象ではない．
7）何らかの軽度の異常により入院治療中（クベース管理，酸素投与，点滴，投薬，等）の死亡であっても，医療起因性が51％以上でないようなケースは報告対象ではない．
8）その他原因不明な場合．
9）その他（施設管理に関連するもの，火災等に関連するもの，地震や落雷等，天災によるもの，交通事故，殺人・傷害致死によるもの等）．

(2) 医療に起因するが，予期されていたと解釈できる事例
1）NICU 管理中における児の疾患が原因の死亡．

外科系（婦人科等含む）・内科系疾患死亡事例

一般の医療行為については総論で述べたことを参考にして判断すれば容易である．その他の外科系，内科系疾患についても同様に考えればよいと思われる．

1．報告対象とならない事例

(1) 医療に起因しない事例
1）原疾患，偶発症によるもの，原因不明の場合はいずれも対象外である．
2）施設管理に関連するもの，火災等に関連するもの，地震や落雷等，天災によるもの，自殺，交通事故，殺人・傷害致死によるもの等．

(2) 医療に起因するが，予期されていたと解釈できる可能性のある事例
1）重篤な合併症を有する事例での手術（心疾患，肝疾患，腎疾患，

悪性腫瘍，自己免疫疾患など）．
2) 開腹・腹腔鏡手術でリスクの高い事例（進行した悪性腫瘍手術，良性であっても巨大な腫瘍摘出，既往手術や子宮内膜症等の高度癒着等の高リスクの手術で，手術のリスクについて事前に説明し，同意が得られている場合）．
3) 薬剤投与に起因する死亡（アナフィラキシーなど）で事前に説明がある場合（一号除外）．
4) 麻酔事故による死亡で事前に悪性症候群など死亡リスクについて説明がある場合．
5) 術後や入院治療中の肺血栓塞栓症による死亡で，リスク説明がなされているような場合（一号除外）．
6) その他，死亡リスクが説明されていれば一号除外案件となる．

医療事故調査制度を巡る3つの誤解
Three misunderstandings for the medical accidents' survey system

　平成27年10月から医療法が改正されて，新しい医療事故調査制度が始まった．この制度の概要についてはご存じの方も多いと思うが，最初にその概要を説明して，このような制度が本当に必要かどうか，なぜこんな制度ができたのかという点についてお話しておきたい．

　私は，この制度が法律として成立した後に，医療法人協会の制度運用ガイドラインの委員として，ガイドラインを作成し，これが厚生労働省に設けられた医療事故調査制度の施行に係る検討部会の中で叩き台として活用され，また同委員会の委員として，省令や通知の策定に関わったので，よく講演などで説明を求められるが，特に報告対象についてまとめて記載したようなものが欲しいとよく言われるので，私の理解する概要を記載しておきたい．なお，医療法人協会の「医療事故調運用ガイドライン」最終報告書は，医療法人協会のウェブページからも無料でダウンロードできるし（http://ajhc.or.jp/siryo/zikocho-guideline.pdf），医療機関に1冊置いておくなら，ヘルス出版から装丁版も出ているので購入されたい．

　最初に医療事故調査制度に関わる3つの誤解についてお話しておきたい．
　3つの誤解とは次の3つである．
　1つ目の誤解
　　　医療事故が起こると，すべて医師法21条で警察に届ることになっていた．医療に警察が入ってくると萎縮して，よい診療ができない．何か別の仕組みが必要だ．別の調査システムに報告すれば警察に届けなくてよいようになればよいのに．

2つ目の誤解
医療事故は，きちんと調査して遺族に説明すれば，刑事事件はおろか，巨額の賠償を求めての民事裁判など起こらないはずである．そのためにも医療事故調査制度は必要ではないか．

3つ目の誤解
医療事故をしっかり調べて対策を練る．たとえ刑事罰を受けようが巨額の賠償を請求されようが，医療界，医療者の団体としてこれはなすべき善であり，医療倫理上・医道の実践上も必要ではないか．

これらはいずれも，私に言わせれば全くの誤解である．

1つ目の誤解

1つ目の誤解は，医療事故調査制度の大きなドライブとなった誤解である．

たとえば，全日病の顧問弁護士をされていて，厚生労働省の委員会などでは「医療側弁護士」としてよく出てこられる宮澤潤弁護士は，厚生労働省の検討部会で，このような発言をされている．

「すみません．議事の進め方ではないのですけれども，最後に一言だけ．この異状死との関連ではなくて，今回の医療事故調という制度は，そもそも専門家が入って，医療事故に関して適切な対応をしていくというのが本来の制度の目的なわけです．これがなくなったらどうなるかというと，もとの制度に戻っていく．そのもとの制度とは何かというと，医療の内容がはっきりわからないであろう警察の機関が手を入れてくる．そして，民事訴訟という形で，原因の分析とか対応策がない形で進められる．そういうことになってしまうのだということをきちんと頭の中に前提として入れておいていただきたいというのが，私の意見でございます」(検討部会第2回議事録より)．

今まで医療事故(実はこの定義も,今回の医療事故調査制度では大きく今までの概念と異なっている．今までの概念で言えば,たとえば塩化カリウムを間違って側管からワンショット静注した事案を想定されたい)が起こった場合に,どうして刑事事件になったかというと,決してマスコミ報道(これも医療機関が公表したからであろう)でも,遺族が警察に行って刑事告訴したからでもない．その多くは医療機関が,医師法21条,もしくはこれに準じた手続きで警察に届出をしているからである(**図2**参照).

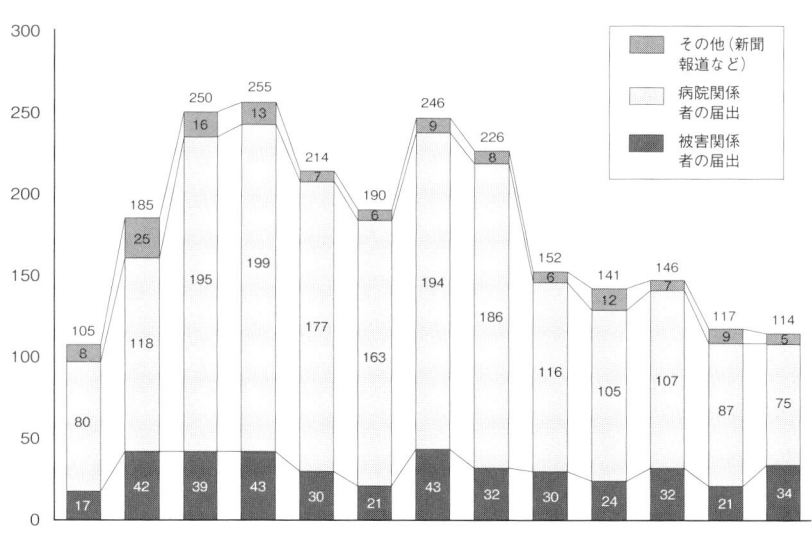

図2　警察への医療事故関係届出(警察庁資料より)

「諸悪の根源」医師法21条ということで,本年(平成28年)6月からは早速,医療事故調査制度の見直しと医師法21条の改正のための検討を行うのだそうである．

　しかし,今回の医療事故調査制度は,すでにご存じと思うが,医療事故調査・支援センターに事故として報告しても,医師法21条の異状死体届

出を免除する仕組みはないし，業務上過失致死傷（刑法211条）として処罰されなくなるわけでも，逮捕されなくなるわけでもない．事故調制度があろうとなかろうと何も変わらないのである．

そして，これは大きな点であるが（私の本を買って読もうという方はすでにご存じと思うが）医師法21条のもう1つの大きな誤解は，塩化カリウムをワンショットして死亡事故が起こっても医師法21条の対象にならないという点である．

まず，条文を見ておきたい．

> **医師法第21条**
> 医師は，死体又は妊娠4月以上の死産児を検案して異状があると認めたときは，24時間以内に所轄警察署に届け出なければならない．

> **医師法第33条の2**
> 次の各号のいずれかに該当する者は，50万円以下の罰金に処する．
> 1．第6条第3項，第18条，第20条から第22条まで又は第24条の規定に違反した者．
> 2．第7条の2第1項の規定による命令に違反して再教育研修を受けなかった者．
> 3．第7条の3第1項の規定による陳述をせず，報告をせず，若しくは虚偽の陳述若しくは報告をし，物件を提出せず，又は検査を拒み，妨げ，若しくは忌避した者．

すなわち，罰則のある規定である．

もう一つ知っておいて欲しいのが，

> **憲法38条1項**
> 何人も，自己に不利益な供述を強要されない．

いわゆる自己負罪拒否特権，あるいは黙秘権と言われる人権条項である．憲法に反する法律は無効である．

　これを知った上で，医師法21条について判断をしている東京都立広尾病院事件を紐解いていこう．外科治療連載時代も，第1回の原稿として書いたが，今回はスペースもあるので，判決文をできるだけ詳しく載せたい．

　事件は平成11年2月11日（祝日）に起こった医療過誤事件で，准看護師がヘパリン生食と消毒薬ヒビテンを間違って静注し，患者が死亡したというものである．

　事実経過を記載したものとしては，本件の当事者として，被告・被告人とされた当時の東京都立広尾病院院長岡井清士の記載した，東大整形外科同門会の雑誌「Foramen 45号：私の経験した東京都広尾病院事件」，被害者の遺族である永井裕之氏が著した「断罪された医療事故隠し：あけび書房，2007年」がある．東京都都立病産院医療事故予防対策推進委員会が行った「都立広尾病院の医療事故に関する報告書―検証と提言―，平成11年8月」もあるが，委員のほとんどはすべて東京都の病院関係者や顧問弁護士であるので，これも当事者による調査といえよう．これはWeb上に公開されているので入手しやすいと思われる．

　客観的な事実については，遺族側が死亡時刻を10時25分だとするのに対して，病院側が10時44分であったとする点で対立があったようであるが，異状死体の定義自体に大きな差異をもたらす事実ではない．

　本件は刑事が3審（東京地裁，東京高裁，最高裁），民事も地裁，高裁と裁判例が公開されているので，これらを統合して事実経過を示してもよいが，統合自体が恣意的との誹りも行われかねないので，個々の裁判例での事実認定をほぼそのまま列記しておきたい．異状死体の定義に直接関係ない部分や，他の裁判例と同じ認定部分などは省略している．興味のある方は，原文にあたってすべてお読みになれば，事実経過は暗唱レベルになろう．

東京高等裁判所判決／平成16年（ネ）第1186号，平成16年（ネ）第3330号，平成16年9月30日判決．

判例時報（1880号72頁）は，死亡後の遺族に対する説明義務として，
「病院の開設者及びその全面的代行者である医療機関は，診療契約に付随する義務として，特段の事情がない限り，所属する医師等を通じて，医療行為をするにあたり，その内容及び効果をあらかじめ患者に説明し，医療行為が終わった際にも，その結果について適時に適切な説明をする義務を負うものと解される．

病院側が説明をすべき相手方は，通常は診療契約の一方当事者である患者本人であるが，患者が意識不明の状態にあったり死亡するなどして患者本人に説明をすることができないか，又は本人に説明するのが相当でない事情がある場合には，家族（患者本人が死亡した場合には遺族）になることを診療契約は予定していると解すべきであるので，その限りでは資料契約は家族等第三者のためにする契約も包含していると認めるべきである．患者と病院開設者との間の診療契約は，当該患者の死亡により終了するが，診療契約に付随する病院開設者及びその代行者である医療機関の遺族に対する説明義務は，これにより消滅するものではない」とした．

さて，事実経過はこのようなものであったことを前提として，肝心の医師法21条の解釈について検討しよう．

東京地方裁判所平成12年（合わ）第199号，平成13年8月30日判決（判例時報1771号，156頁）．

刑事事件は，医師法21条について，広尾病院長のみが被告人として起訴されている．医師法21条の名宛人は「死体を検案した医師」であるから，死亡診断書を記載した医師のみが義務を負うはずであるが，警察への届け出について，院長や東京都の副参事らが協議をしたことから，共犯（共同正犯：刑法60条，65条）として院長や事務方の副参事も起訴されたのである．

そして，診断書を記載した担当医は，あっさり降参して略式罰金で刑罰を受け（東京簡易裁判所略式平成 12 年 6 月 19 日，判例集未登載，飯田英男「刑事医療過誤Ⅱ」38 頁，判例タイムズ，2006），事務方の副参事は，医師でないから医師法 21 条の「異状死体」であるとの認識があったとは言えないとして無罪となっている（東京地方裁判所平成 13 年 8 月 30 日，判例集未登載，同前）．

東京地裁の刑事部は，以下のように事実経過を整理している．

本件に至る経緯

被告人は医師であり，広尾病院の院長として，患者に対する医療行為に自ら従事すると共に，同病院の院務をつかさどり，所属職員を指揮監督する等の職務に従事していた．被告人は，平成 11 年 1 月 8 日，慢性関節リウマチを患っていた患者（当時 58 歳）を診察したところ，リウマチは長年にわたるものであり，病状は落ち着いているが，左中指が腫れていたので，その部分の滑膜を切除する手術を勧め，手術を受けることになった．被告人は，同病院整形外科医師を主治医として指示した．その後，2 月 8 日に患者は入院し，術前検査では甲状腺機能，胸部レントゲン，心電図に特に異常は見られず，2 月 10 日，左中指滑膜切除手術を受け，手術は無事に終了し，術後の経過は良好であった．

ところが，翌日の 2 月 11 日午前 8 時 30 分頃から，看護婦らが患者に点滴器具を使用して抗生剤を静脈注射した後，患者に刺した留置針の周辺で血液が凝固するのを防止するため，引き続き血液凝固防止剤であるヘパリンナトリウム生理食塩水（以下「ヘパ生」）を点滴器具に注入して管内に滞留させ，注入口をロックする措置（以下「ヘパロック」）を行うに際し，看護婦 E は，処置室において，ヘパ生と，他の入院患者 F に対して使用する消毒液ヒビテングルコネート液（以下「ヒビグル」）を取り違えて準備し，本件患者に対し，点滴器具を使用して抗生剤の静脈注射を開始するとともに，ヒビグル入りの注射器を本件患者 D の床頭台の上に置き，それから他の患者の世話をするためその場を離れた．その後，同日午前 9 時頃，D の

ナースコールに応じて赴いた看護婦Gが，抗生剤の点滴終了後，Dの床頭台に置かれていたヒビグル入りの注射器をヘパ生の注射器であると思い込み，これをDの右腕に取り付けられた点滴器具に注入してヘパロックをしたため，Dの容態が急変し，その連絡を受けた当直医師のH医師の指示により，同日午前9時15分頃，血管確保のための維持液の静脈への点滴が開始されたが，維持液に先立ち，点滴器具内に滞留していたヒビグルを全量Dの体内に注入させることになった．主治医のC医師も連絡を受けて駆け付け，心臓マッサージなどを行ったが，同日午前10時44分頃，Dの死亡を確認した．Dの死因は，ヒビグルの誤投与に基づく急性肺塞栓症による右室不全である．と上記の東京地裁の民事判決と大きく異ならない内容である．

罪となるべき事実

被告人は，東京都立広尾病院の院長であるが，

第一．広尾病院整形外科医師で，Dの主治医として同女の診療をしていたC医師において，平成11年2月11日午前10時44分頃，広尾病院で，Dの死体を検案した際，H医師から看護婦がヘパ生とヒビグルを取り違えて投与した旨の報告を受け，かつ，同死体の右腕の血管部分が顕著に変色するなどの異状を認めたのであるから，所轄警察署に届け出なければならないのに，C医師らと共謀の上，右異状を認めたときから24時間以内にC医師をして所轄の警視庁渋谷警察署にその旨の届け出をさせず，

第二．前記C医師が，Dの死亡に関し，その夫であるIから保険金請求用の死亡診断書及び死亡証明書の作成を依頼され，死亡診断書及び死亡証明書作成の職務を行うに際し，C医師らと共謀の上，Dの死因がヘパ生とヒビグルを取り違えて投与したことによるものであって，病死および自然死ではないのに，死因を偽って死亡診断書及び死亡証明書を作成し，右Iに交付しようと企て，平成11年3月11日頃，C医師において，広尾病院で，行使の目的をもって，ほしいままに，死亡診断書の「死亡の種類」欄の「外因死」及び「その他不詳」欄を空白にしたまま，「病死および自然死」

欄の「病名」欄に「急性肺血栓塞栓症」と,「合併症」欄に「慢性関節リウマチ」等と記載し,死亡証明書の「死因の種類」欄の「病死及び自然死」欄に丸印を付する等した上,それぞれ「都立広尾病院整形外科」の記名のもとに,「C」と署名し,その名下に「C」と刻した印鑑を押捺して内容虚偽の死亡診断書及び死亡証明書を作成し,同月12日頃,千葉県浦安市《番地略》I方において,同病院事務局長Jをして,これらを右Iに交付させ,もって,公務員の職務に関し,行使の目的で,虚偽の文書を作成して,これを行使したものである.

（証拠の標目）《略》

弁護人の主張に対する判断

弁護人の主張は多岐にわたるが,その主なものについて検討する.

第一. 判示第一の医師法21条違反の事実について

弁護人は,医師法21条における異状死体の報告義務は,死体を検案した医師が負うものであるところ,C医師は死体を検案したこともなければ,被告人がC医師らと共謀したこともないのであるから,被告人は無罪である旨主張するので検討する.

一. 被告人の公判供述,検察官調書・・(中略)・・などの関係各証拠によれば,次の事実が認められる.

1. Dは,2月10日,主治医であるC医師の執刀により慢性関節リウマチ治療のため左中指滑膜切除手術を受け,手術は無事に終了し,術後の経過は良好であった.ところが,翌日の2月11日,Dに対し,点滴器具を使用して抗生剤を静脈注射した後,留置針周辺に血液が凝固するのを防止するため,引き続きヘパロックするに際し,E看護婦は,事前の準備において,Dに対して使用するヘパ生と,他の入院患者Fに対して使用するヒビグルを取り違えて準備し,同日午前8時30分頃,Dに対し,点滴器具を使用して抗生剤の静脈注射を開始するとともに,ヒビグル入りの注射器

をDの床頭台の上に置き，それから他の患者の世話をするためその場を離れた．同日午前9時頃，抗生剤の点滴を終了したため，Dはナースコールをし，それに応じてG看護婦がDの病室に赴き，床頭台に置かれていたヒビグル入りの注射器を，ヘパ生入りのものと思い込み，これを用いてDの右腕にヘパロックして，病室を出た．その後，E看護婦は抗生剤の点滴が終わったかどうかを確認するためにDの病室に戻ったところ，すでに抗生剤の点滴は終わっており，ヘパロックされていた．そしてまもなく，DはE看護婦に対し，「これをしたら胸が苦しくなってきた．苦しい感じがする．なにかかっかする，熱い感じがする」などと苦痛を訴え始めたので，E子看護婦は抗生剤の影響かなと思って，昨夜の点滴のことを尋ねると「苦しくなかった」と答えたので，原因がわからなかったため，当直医師のH医師に連絡した．H医師はDに「どうされました」と尋ねると，「胸が苦しい．両手がしびれる」などと息苦しそうに答えた．その間，E看護婦はH医師に対して，「昨夜の点滴のときは問題ありませんでした．心疾患の既往はありません」と伝えた．H医師の指示により，同日午前9時15分頃，血管確保のための維持液の静脈への点滴が開始されたが，維持液に先立ち，点滴器具内に滞留していたヒビグルを全量Dの体内に注入させることになった．その直後から，Dは，両肩を上げ下げして呼吸するようになり，一段と具合が悪くなった．E看護婦は，抗生剤の点滴終了直後にDが不調を訴えたことから，何か点滴に問題があったのではないかなどと考えながらも，原因がわからずにいたが，Dへの応急措置が続けられている最中，処置室に立ち寄った際に，ヘパリンナトリウム生理食塩水入りを示す「ヘパ生」と黒色マジックで書かれた注射器が置いてあるのを見つけ，それに自らが書いた「6．F様洗浄用ヒビグル」というメモを貼ってあるのを発見した．ここで，E看護婦はヘパ生ではなく，ヒビグルがDに注入されたことに気づき，Dの病室に戻り，室内のH医師を手招きして呼出し，出て来たH医師に「ヘパ生とヒビグルを間違えたかも知れません」と告げた．H医師はそれを聞くと下を向いて，フーッとため息をつき，何も言わなかった．その時，病室の看護婦がH医師を呼んだので，E看護婦と

H医師が病室に戻ると，Dは，「苦しい．意識がなくなりそう．もうだめ」とあえぐように言った途端，意識を失い，同日午前9時30分頃，心肺停止状態になった．H医師と，もう一人の当直医であったM医師が心臓マッサージと人工呼吸を行い，またDをベッドごと処置室に移した．同日午前10時25分頃，連絡を受けた主治医のC医師が駆けつけ，Dに対し心臓マッサージを行ったが，その際に，H医師からDが抗生剤の点滴を終え，看護婦がヘパロックした直後，容態が急変した状況，一時間以上心臓マッサージ等を行っているとの説明を受けるとともに，「看護婦がヘパロックする際にヘパ生と消毒液のヒビグルを間違えて注入したかもしれないと言っている」と聞かされた．C医師は主治医としてDについて病状が急変するような疾患等の心あたりが全くなかったので，信じたくはなかったが，薬物を間違えて注入したことによりDの病状が急変したのではないかとも思った．また，C医師は心臓マッサージの最中，Dの右腕には色素沈着のような状態があることに気付いていた．C医師は，心臓マッサージを数分間行ったが，その後，蘇生の気配がなかったため，M医師と心臓マッサージを代わり，Dの親族が待機していた病棟カンファレンスルームに行き，親族らに現在の状況を説明するとともにDのいる処置室に伴い，親族の意向も聞いて，人工呼吸等の蘇生措置を止め，同日午前10時44分にDの死亡を確認した．C医師は，親族に対して，死亡原因が不明であるとして，その解明のために病理解剖の了承を求め，親族からは，Dの急変の原因として誤薬投与の可能性について質問があったが，C医師はわからないと答え，看護婦による誤薬投与の可能性を伝えないまま，親族から病理解剖の了承を得た．

2．Dの死亡した2月11日は祝日であり，院長である被告人は外出していたが，午後7時頃，外出先から家に電話を入れると，妻から，N庶務課長から庶務課長の自宅に電話を入れるようにとの伝言があったことを知らされ，ただちに電話をすると，N庶務課長から「Dという患者さんが，午前中，急死しました．手の関節リウマチの手術を受けた患者さんで，点滴

が終わってヘパロックをした直後に具合が悪くなって，間もなく亡くなりました．薬物中毒の可能性もありますが，O看護副科長が登院して調べています．詳細は，P看護部長から，院長宅に連絡が行くはずです」等の説明があった．被告人は，薬物中毒とは何事かと驚き，午後8時頃帰宅して，すぐにP看護部長の自宅に電話をすると，P看護部長から「Dさんを担当していた看護婦が，20％ヒビグルとヘパリン生食と間違えて準備し，その結果，ヒビグルの方がDさんの体に入った可能性があります．担当の看護婦は，日勤のためすでに帰ってしまったので，まだ不明な点が多いのですが，主治医のC医師の指示で，明日午前9時から病理解剖を行う予定となり，そのことについてはDさんの遺族の承諾が取れています．ただ，遺族には事故の可能性があることは伝えていません」等の説明があった．被告人は「これが事実とすれば大変なことで，事実関係の調査と今後の対応が必要なので，明日の朝，対策会議を開きましょう」とP看護部長に伝えた．

3．翌日の2月12日午前8時頃，C医師は，主治医として直接院長に報告すべきであると思い，院長室に赴き，「院長の紹介を受けたDさんが，昨日急変して亡くなりました．点滴の後，胸の痛みを訴え，心電図上変化もあって，心臓疾患のような病態も見られます．薬剤を間違えたかも知れないと看護婦が言っています」旨の報告をしたが，被告人はこの報告を聞いてすでに知っていると答えた．同日午前8時30分頃から，広尾病院2階の小会議室で，Dの死亡についての対策会議が開かれた．出席者は，被告人のほか，K副院長，Q副院長，J事務局長，P看護部長，L医事課長，N庶務課長，R看護科長，O看護副科長の9名であった．L医事課長が司会進行役を務め，簡単に事件の概要と検討事項が記載され，「極秘」と記された「D氏の死亡について」と題する書面が配布され，簡単な経過説明があった後，O看護副科長から，「D様　急死の経過」と題する書面の配布もあり，その書面に基づき，事実関係の報告が行われた．その書面には，E子看護婦が，抗生剤とヘパ生の入った注射器を持参してDの病

室に行き，まず，抗生剤の点滴を始め，その終了後に使用するヘパ生入りの注射器を床頭台の上に置いた後病室を出，その後，抗生剤の点滴終了を知らせるナースコールがあって，G子看護婦が病室に行き，床頭台の上に置いてあったヘパ生を使用してヘパロックし，病室を出たが，その直後，E子看護婦がDの病室に行くと，Dは「気分が悪い．胸が熱い感じがする」と異常を訴えたので，当直医のH医師が呼ばれ，対応措置が取られたが，Dは眼球が上転し，右上下肢・顔面が茶褐色に変色していったこと，この間，E子看護婦が注射器を準備した処置室に行ったところ，処置室の流し台の上にあるはずのない「ヘパリン生食」と書いた注射器があるのを発見し，Dの病室の前の廊下で，H医師に「もしかしたら，ヒビグルとヘパ生を間違えて床頭台に置いたかもしれない」と打ち明けたことなどが記載されていた．O看護副科長の報告を聞いているうち，会議は重苦しい雰囲気になってきた．O看護副科長の報告が終わった後，過誤を犯したという当事者から話を聞く必要があるということで，E子看護婦が呼ばれた．E子看護婦は，O看護副科長が説明したと同じ様な事実経過を涙声になりながらも説明し，改めて「ヒビグルとヘパ生を間違えたかも知れない．それしか考えられない」ということを言っており，現場で回収した点滴チューブや注射器等を使いながら，薬物取り違えを起こしたときの状況を説明した．その後，Dの主治医であるC医師が呼ばれた．C医師は「E子看護婦がヘパ生とヒビグルを間違えたかも知れないとH先生に報告したことは，私もH先生から聞きましたが，所見としては心筋梗塞の疑いがあります．病理解剖の承諾をすでに遺族から貰っています」などと口頭で説明した．K副院長も，心電図は心筋梗塞と矛盾しないといった意見を述べた．その後，今後の対応について，前記の被告人以下9名が協議した．J事務局長は，「ミスは明確ですし，警察に届け出るべきでしょう」と言い，L医事課長もJ事務局長の意見に同調していた．他方，N庶務課長は届出に消極的な意見を述べていた．被告人は，迷いに迷っており，「でも，C先生は，心筋梗塞の疑いがあると言っているし」などと言って，優柔不断であったが，K副院長も「医師法の規定からしても，事故の疑いがあるの

なら，届け出るべきでしょう」と言った．被告人は，なお，「警察に届け出るということは，大変なことだよ」というふうに言っていたが，K副院長，J事務局長，L医事課長ばかりでなく，他の出席者も「やはり，仕方がないですね．警察に届けましょう」と口々に言い出したので，被告人も出席者全員に「警察に届け出をしましょう」と言って決断し，広尾病院としては，Dの事故の件について，警察に届け出ることに決定した．C医師は，対策会議に常時いたのではなく，出たり入ったりしていたが，警察に届け出るか否かについては，K副院長が医師法の話をしていたのを聞いており，警察への届出の必要があるのかなと思ったが，本件が看護婦の絡んだ医療過誤であるので，個人的に届け出ようとは思わず，広尾病院としての対処，すなわち対策会議での院長である被告人以下の幹部による決定に委ねていた．

4．広尾病院としては，警察に届け出ることに決定したので，被告人はそのことを監督官庁である東京都衛生局病院事業部（以下「病院事業部」という）に電話連絡するように指示し，L医事課長が，同日午前9時頃，病院事業部に電話を掛け，これを病院事業部のS主事が受けた．病院事業部副参事の分離前相被告人A（以下「A副参事」という）は，S主事から，「広尾病院で入院患者が亡くなり，薬剤の取り違えの可能性もあるが，病理解剖の承諾はいただいている．警察に届けるのはどうしましょうかね」という内容の相談を受けたことを知らされた．A副参事は詳しい事情の確認のため，広尾病院のL医事課長に電話を掛けたが，同人は居らず，電話を取った職員は話の内容が皆目わからなかったので，電話を切った．そして，S主事と一緒に，上司であるT病院事業部長のところに相談に行き，広尾病院からの電話の内容を伝えた．T病院事業部長は，こんな相談をされても困るよなあ，ということを言い，今まで都立病院から警察に届けたことはあるのかと質問をし，S主事が今まで都立病院自らが届けたことはない旨答えるとともに，自席から病院事業部の「医療事故・医事紛争予防マニュアル」を持参して，その関連個所である113頁の「なお，過失が

極めて明白な場合は，最終的な判断は別として，事故の事実が業務上過失致死罪に該当することになります．従って，事故の当事者である病院が病理解剖を行うと証拠湮滅と解されるおそれがあるので，病理解剖は行いません．解剖が必要と思われる場合，病院は警察に連絡しますが，司法解剖を行うか否かは警察が判断します」との部分を読み上げ，T病院事業部長，A副参事らは，過失が明白な場合については警察に届けなければいけないということであると理解した．その後，T病院事業部長は，すでに病理解剖の承諾をいただいているのであれば，その後の新しい情報というか，誤薬投与の可能性もみんな話して，病理解剖の承諾を再度いただけるならば，それで行ったらいいんじゃないか，との趣旨の指示をしたので，A副参事は，同日午前9時半前頃，広尾病院の事務局長室に電話を入れた．その場にいて電話をとったN庶務課長は，A副参事から「これまで都立病院から警察に事故の届け出を出したことがないし，詳しい事情もわからないから，今からすぐに職員を病院の方に行かせる旨の連絡を受けたので，待ってないとしょうがないですね」とJ事務局長に伝え，J事務局長も「そうだね，とりあえずそれまで待ちましょう」と答えた．そして，同日午前9時40分頃，対策会議が再開され，前記9名の出席者にA副参事の電話の内容が伝えられたので，被告人を始めとする出席者は，最終結論は，病院事業部の職員が広尾病院に来てから直接その話を聞いて決めることとし，それまで警察への届け出は保留することに決定したので，医師法21条にいう「医師は，死体・・・を検案して異状があると認めたときは，24時間以内に所轄警察署に届け出なければならない」旨規定する24時間以内，すなわちC医師がDの急死を確認して死体を検案した2月11日午前10時44分から24時間となる2月12日午前10時44分が経過してしまった．病院事業部のA副参事が広尾病院に到着したのは，同日午前11時過ぎ頃であった．

　二．以上の事実によれば，C医師はDの主治医であり，Dは術前検査では心電図などにも異常は見られず，手術は無事に終了し，術後の経過は良

167

好であって，主治医としてDについて症状が急変するような疾患等の心あたりが全くなかったので，H医師から，看護婦がヘパロックした直後，Dの容態が急変した状況の説明を受けるとともに，看護婦がヘパロックをする際にヘパ生と消毒液のヒビグルを間違えて注入したかもしれないと言っている旨聞かされて，薬物を間違えて注入したことによりDの症状が急変したのではないかとも思うとともに，心臓マッサージ中に，Dの右腕には色素沈着のような状態があることに気付いており，そして，Dの死亡を確認し，死亡原因が不明であると判断していることが認められるのであるから，C医師がDの死亡を確認した際，その死体を検案して異状があるものと認識していたものと認めるのが相当である．

　そしてまた，C医師は，Dの死体を検案して異状があると認めた医師として，警察への届出義務を有するものであるが，対策会議において，警察に届け出るか否かについては，K副院長が医師法の話をしていたのを聞いており，本件が看護婦の絡んだ医療過誤であるので，個人的に届け出ようとは思わず，広尾病院としての対処に委ねており，被告人も，この点については，対策会議を招集して協議し，広尾病院として対処することとし，誤薬投与の可能性を熟知しながら，K副院長の「医師法の規定からしても，事故の疑いがあるのなら，届け出るべきでしょう」との発言を始め，他の出席者も「やはり，仕方がないですね．警察に届けましょう」との意見を表明したことから，医師法の規定を意識した上での警察への届出を決定しながら，病院事業部から「これまで都立病院から警察に事故の届け出を出したことがないし，詳しい事情もわからないから，今からすぐに職員を病院の方に行かせる」旨の連絡を受けて，被告人を始めとする対策会議の出席者は，最終結論は，病院事業部の職員が広尾病院に来てから直後その話を聞いて決めることとし，それまで警察への届け出は保留することに決定することによって，医師法21条にいう24時間以内に警察に届出をしなかったことが認められるのであるから，被告人は，死体を検案して異状があると認めたC医師らと共謀して，医師法21条違反の罪を犯したものと認めるのが相当である．

もっとも，弁護人は，C医師が死亡を確認した頃には，Dの右腕に異常着色は現れていなかったというが，Dの救命措置にあたっていたE子看護婦，U子看護婦，V子看護婦らは，救命措置の最中にDの右腕上異常着色が現れていた旨供述しており，また，C医師自身も，心臓マッサージを施している際，Dの右腕には色素沈着のような状態があることに気付いていた旨供述している（C医師の検察官調書謄本）ことなどに鑑みれば，C医師がDの死亡を確認した際，すでに異常着色が現れていたと認めるのが相当であり，弁護人の主張は失当である．

　なお，弁護人は，C医師は医師法21条にいう死体の検案をしたことにはならないかのようにいうが，DはC医師が主治医として診療してきた入院患者であり，C医師は，Dの容態が急変して死亡し，その死亡について誤薬投与の可能性があり，診療中の傷病等とは別の原因で死亡した疑いがあった状況のもとで，それまでの診療経過により把握していた情報，急変の経過についてH医師から説明を受けた内容，自身が蘇生措置の際などに目にしたDの右腕の色素沈着などの事情を知った上で，心筋梗塞や薬物死の可能性も考え，死亡原因は不明であるとの判断をして，遺族に病理解剖の申し出をしているのであるから，Dの死体検案をしたものというべきであって，弁護人の主張は失当である．

第二．医師法21条の適用について

　弁護人は，医師法21条を本件のような医師が診療中の入院患者が医療過誤により死亡した場合に適用するのは許されないという趣旨のことを主張するが，医師法21条の規定は，死体に異状が認められる場合には犯罪の痕跡をとどめている場合があり得るので，所轄警察署に届出をさせ捜査官をして犯罪の発見，捜査，証拠保全などを容易にさせるためのものであるから，診療中の入院患者であっても診療中の傷病以外の原因で死亡した疑いのある異状が認められるときは，死体を検案した医師は医師法21条の届け出をしなければならないものと解するのが相当であって，弁護人の主張は失当である．

第三．判示第二の虚偽有印公文書作成，同行使の事実について
《略》
（法令の適用）
《略》
（量刑の事情）
《略》

すなわち，東京地裁は以下の点について定義的な認定をしている．

1. **死体を検案するとは**
   事情を知った上で，心筋梗塞や薬物死の可能性も考え，死亡原因は不明であるとの判断をして，遺族に病理解剖の申し出をしているのであるから，死体検案をしたものといえるとしている．
   明確な定義をした上での認定ではないので，これも高裁で破棄された原因であろうが，死亡の確認と死亡原因の推認（不明も含む）といった点を定義と考えてのことと思われる．

2. **診療中の患者も「検案」か**
   医師法21条は犯罪捜査のための規定であるから，診療中の入院患者であっても診療中の傷病以外の原因で死亡した疑いのある異状が認められるときは，死体を検案した医師は医師法21条の届け出をしなければならないものと解するのが相当としているように，立法目的から簡単に片付けている．

3. **異状死体とは**
   ①症状が急変するような疾患等の心あたりが全くない，「予期せぬ急変である事」．
   ②薬物を間違えて注入したことによる急変ではないかと思っていたこと．
   ③心臓マッサージ中に，右腕には色素沈着のような状態があることに気付いていること．
   ④死亡原因が不明であると判断していること．

の4つのポイントをあげて，「死体を検案して異状があるものと認識していた」と認定した．

定義規定と事実認定がごっちゃになった，重大な事件で，大事な争点を含む割には，おおざっぱな判決であるが，この判決が出たインパクトは大きく，死体検案書を書くような事案でなくても，医師法21条で警察が入ってくる嚆矢をつけたケースである．
たとえば，盛岡簡裁略式平成14年12月27日（判例集未登載，飯田英男「刑事医療過誤Ⅱ」470頁，判例タイムズ社，2006）も，PEGの誤注入という外表面の異状がないケースで，医師法21条違反を認めてしまっている．

ところが，この東京地裁判決は東京高裁によって破棄されている．破棄というのは刑事訴訟法上，種々の理由があるが（第397条，本件は第382条の「事実の誤認があつてその誤認が判決に影響を及ぼすことが明らかである」場合である）破り棄てるという強烈な言葉であるように，高裁による完全なだめ出しである．

東京高等裁判所判決／平成13年（う）第2491号，平成15年5月19日判決（判例タイムズ1153号99頁）．
・医師法違反事実（原判示第一）についての弁護人らの事実誤認の主張について．
論旨は，要するに，原判決は，広尾病院院長であった被告人が，同院整形外科医師で，Dの主治医として同女の診療をしていたC医師において，平成11年2月11日午前10時44分頃，同病院でDの死体を検案した際，他の医師から看護婦がヘパリンナトリウム生理食塩水と消毒液ヒビテングルコネート液を取り違えて投与した旨の報告を受け，かつ，同死体の右腕の血管部分が顕著に変色するなどの異状を認めたのであるから，所轄警察署に届け出なければならないのに，C医師らと共謀の上，上記異状を認

めたときから24時間以内にC医師をして所轄の警察署にその旨の届出をさせなかった（原判示第一）という医師法違反の事実を認めたが，①C医師は，Dの死亡の確認（死亡宣告）をした際，主に病死を疑っていたもので，Dの右腕の色素沈着を認識しておらず，死体を検案していないし，死体の検案をした認識もなく，死体の異状を認識していなかった，②C医師は自らの届出義務について意識していなかったから，届出を広尾病院に委ねていたということもあり得ず，同病院での被告人らの会議も医師法上の届出義務を意識したものではなかった，被告人はC医師が死体を検案したことを全く知り得なかったし，知らなかったからC医師と被告人との共謀もあり得ない．従って，上記のとおり認定した原判決には，事実の誤認がある，というのである．

そこで，所論に鑑み検討するに，C医師が平成11年2月11日午前10時44分頃，Dの死亡を確認した際，その死体を検案して異状があるものと認識していたものと認めた原判決の認定には誤りがあるというべきである．以下，その理由を説明する．

1. 関係各証拠によれば，Dの死亡に至るまでの経緯及びその後の状況等については，以下のとおりと認められる．すなわち，
・・・（死亡までの経緯は第1審と大きく異ならないし，異状死体の定義部分に影響しないと思われるので略する）．
・同日午前10時20分ないし25分頃，C医師が到着し，Dに対し心臓マッサージを行ったが，その際，C医師は，H医師から容態が急変した前後の状況及びE看護婦が薬剤を間違えて注入したかもしれないと言っていることを聞かされた．C医師は，心臓マッサージを数分間行ったが蘇生の気配が全くなかったため，心臓マッサージを他の医師と交代して，別室でDの夫ら親族に対する状況説明を行い，親族の意向も聞いて，人工呼吸等の蘇生措置を止め，同日午前10時44分にDの死亡を確認した．
C医師は，Dの死亡後，胸部レントゲン検査を実施し，「左気胸（ボスミン心注あるいは心マッサージによる肋骨骨折のために起こした），心臓は

右方に変位，前縦隔の拡大はなし」とカルテに結果を記載した．その後，C医師は，死亡原因が不明であるとして，その解明のために病理解剖の了承を親族に対して求め，これを得た．

　その後，看護婦らは，死後の処置（エンゼルケア）を行った．蘇生措置から死後処置をしている間に，複数の看護婦がDの右腕血管部分に沿って，血管が一見して紫色に浮き出ているという異常な状態であることに気付いていた．

・Dの死亡した日は祝日であり，被告人は，外出していたが，電話で，患者が急死し，薬物中毒の可能性もあること，薬剤の取り違えの可能性があること，明日病理解剖の予定であることなどの説明を受け，明朝対策会議を開くことを決定した．

　翌2月12日，被告人は，C医師からDの死亡については心筋梗塞の所見があるが，看護婦が薬を間違えたかもしれないと言っている旨の報告を聞いた後，被告人，副院長2名，事務局長，医事課長，庶務課長，看護部長，看護科長及び看護副科長による対策会議を開いた．D死亡に関する書面が配布され，それらに基づき看護副科長による報告が行われた．その後，E子看護婦はヒビグルとヘパ生を間違えたかもしれない旨涙声になりながら説明し，C医師は心筋梗塞の疑いがあることを指摘した．その後，今後の対応について協議したところ，副院長が「医師法の規定からしても，事故の疑いがあるのなら，届け出るべきでしょう」と言ったほか，他の出席者も警察に届け出ることを口々に言い出したことから，被告人も「警察に届出をしましょう」と言って決断し，警察に届け出ることにいったん決定し，被告人は，これを監督官庁である東京都衛生局病院事業部に電話連絡するよう指示した．

・相談を受けた病院事業部では検討の結果，A副参事が病院に「これまで都立病院から警察に事故の届出を出したことがないし，詳しい事情もわからないから，今から職員を病院の方に行かせる」旨連絡した．これを受けて，広尾病院では，病院事業部の職員が来るのを待ち，同日午前11時すぎ頃，乙5（1審で無罪になり，控訴されていない）が広尾病院に到着

した．乙5は，被告人に対し，これまで都立病院では届出をしたことがない，職員を売るようなことはできない，衛生局としては消極的に解釈している，旨発言したため，被告人は，他の病院幹部に「しょうがないでしょう」と述べて，警察への届出はしないまま，遺族の承諾を得た上，病理解剖を行うことに決定した．なお，被告人が，医事課長をして所轄の渋谷警察署に届け出させたのは，同月22日である．

・同月12日午後1時頃，病理医は，C医師，整形外科医長らの立会いの下，Dの病理解剖を開始した．外表所見では，右手根部に静脈ラインの痕，右手前腕の数本の皮静脈がその走行に沿って幅5から6mm前後の赤褐色の皮膚斑としてくっきりと見え，それは前腕伸側及び屈側に高度，手背・上腕下部に及んでいるのが視認され，病理医によれば，C医師は，前腕の皮膚斑を見て，少し驚いている感じ，わあ，すごいなと思った様子であり，これまであまり確実な自覚を持っていたようには見えなかった．C医師らはこれをポラロイドカメラで撮影した．病理医は，これらDの遺体の右腕の静脈に沿った赤い色素沈着は静脈注射による変化で，劇物を入れたときにできたものと判断し，協力を依頼していた病理学の大学助教授で法医学の経験もある医師の到着を待って執刀することにした．N医師はDの状況を見て，警察ないし監察医務院に連絡しようと提案した．これを受けて，広尾病院検査科O技師長は，医事課長に対し，「病理医の先生がこの患者さんに病理解剖はできない，警察へ連絡しなくちゃいけないんじゃないでしょうかと言っている」と対応について問い合わせたが，医事課長は被告人と相談の上，警察に届けなくても大丈夫ですと回答した．これを受けて，O技師長が，許可が出ましたから始めて下さいと言ったところ，病理医は，監察医務院の方から後は面倒を見るから法医学に準じた解剖をやってくれと言われたと理解し，解剖が始められた．解剖所見としては，右手前腕静脈血栓症及び急性肺血栓塞栓のほか，遺体の血液がさらさらしていること（これは溶血状態であることを意味し，薬物が体内に入った可能性を示唆する）が判明し，心筋梗塞や動脈解離症などをうかがわせる所見は特に得られず，「右前腕皮静脈内に，おそらく点滴と関係した何

らかの原因で生じた急性赤色凝固血栓が両肺に急性肺血栓塞栓症を起こし，呼吸不全から心不全に至ったと考えたい」と結論された．解剖後に，整形外科医長は，被告人に対し，撮影したポラロイド写真を持参して，右腕の血管から薬物が入ったようだと説明したほか，病理医は，被告人に対し，副院長二人，事務局長，看護部長のいる場で，薬物の誤った注射によって死亡したことはほとんど間違いがないことを確信を持って判断できる旨，報告した．同日夕方，C医師は，病理医と相談の上，死亡の種類を「不詳の死」とするDの死亡診断書を作成し，被告人に見せた後に患者の夫に交付した．

（中略）

2．そこで，検討するに，医師法21条は，「医師は，死体又は妊娠四月以上の死産児を検案して異状があると認めたときは，二十四時間以内に所轄警察署に届け出なければならない」と定めている．

本件においては，まず，C医師がDの死体を検案して異状があると認めたと認定できるかが問題である．

その事実認定に先立ち，当審においては，医師法21条に定める「検案」の意義を争点の一つとして当事者間の議論がなされたので，この点につき，当裁判所の見解を示しておくことにする．

・まず，医師法21条にいう死体の「検案」とは，医師が，死亡した者が診療中の患者であったか否かを問わず，死因を判定するためにその死体の外表を検査することをいい，医師が，死亡した者が診療中の患者であったことから，死亡診断書を交付すべき場合であると判断した場合であっても，死体を検案して異状があると認めたときは，医師法21条に定める届出義務が生じるものと解すべきである．

・従来，医師法19条2項，20条に定める，死亡診断書を交付すべき場合と死体検案書を交付すべき場合の区別が論じられてきた．この点につき，昭和24年4月14日厚生省医務局長通知（医発第385号．以下「昭和24年通知」という）は，

「1. 死亡診断書は，診療中の患者が死亡した場合に交付されるものであるから，苟しくもその者が診療中の患者であった場合は，死亡の際に立ち会っていなかった場合でもこれを交付することができる．但し，この場合においては法第20条の本文の規定により，原則として死亡後改めて診察をしなければならない．
法第20条但書は，右の原則に対する例外として，診療中の患者が受診後24時間以内に死亡した場合に限り，改めて死後診断しなくても死亡診断書を交付し得ることを認めたものである．
2. 診療中の患者であっても，それが他の全然別個の原因例えば交通事故等により死亡した場合は，死体検案書を交付すべきである．
3. 死体検案書は，診療中の患者以外の者が死亡した場合に，死後その死体を検案して交付されるものである」と述べる．

　このような医師法19条2項，20条に関する解釈の影響を受けて，医師法21条にいう「検案」とは，死体検案書を交付すべき場合に死体を検案した場合に限られるとする趣旨の見解が見られた．原判断も，「診療中の傷病以外の原因で死亡した疑いのある異状が認められるときは，死体を検案した医師は医師法21条の届け出をしなければならない」と説示しているところからすると，このような見解の流れに立つものと思われる．これによれば，当該事例が，死亡診断書を交付すべき場合か，あるいは，死体検案書を交付すべき場合かをまず決すべきことになるが，実際問題として，その死亡の時点でこれが必ずしも客観的に明らかでないこともあり，また，医師がその判断に迷うこともあると思われる．
　・翻って，死亡診断書を交付すべき場合であっても，死亡診断のために死体の検案をすることはあり得る．昭和24年通知が，死亡の際に立ち会っていなかった場合につき，死亡後の診察という表現にしたのは，医師法20条本文が規定する，診察したときは診断書を，検案したときは検案書を交付するとの区分けに忠実に考えたからと思われる．しかし，そもそも，検案それ自体の，医学上の定義は，医師が死因を判定するために死体

の外表検査を行うことをいうとされてきたものであり，そこには，診療中の患者であったか否かによる限定はない．実質的にも，近時，DOA（医療機関搬入時に心停止・呼吸停止状態）の場合でも，医師がまだ死亡していないと判断し，診療を行ったときは，死亡診断書を交付すべきであると説明されてきたが，そこには境界的事例があり得るし，また，本件のような医療過誤の場合，昭和24年通知の解釈として，診療中の疾病と「全然別個の原因」と言えるかにつき，医師が判断に迷う場合もあり得る．してみると，医師が死亡診断書を交付すべき場合であると判断したとのいわば形式的理由により，死体を検案して異状を認めておりながら，医師法21条に定める届出義務が生じないとすることは相当でない．つまり，医師法21条にいう「検案」を死体検案書を交付すべき場合に死体を検案した場合に限定することは相当でない．従って，医師法21条にいう死体の「検案」とは，医師が，死亡した者が診療中の患者であったか否かを問わず，死因を判定するためにその死体の外表を検査することをいうものと解すべきであり，医師が，死亡した者が診療中の患者であったことから，死亡診断書を交付すべき場合であると判断した場合であっても，死体を検案して異状があると認めたときは，医師法21条に定める届出義務が生じるものと解すべきである．

・ところで，検察官は弁論要旨において，昭和24年通知を合理的に解釈すると，「『検案』とは，医師が診療中でない者が死亡した場合に，死体を検分して死因等を判断することはもちろん，診療中の患者が死亡した場合も，生前の診療に基づいて死因等を判断することができないときは，『死亡診断』をなし得ないのであるから，改めて死後に死体を検分して死因等を判断するほかなく，この場合に死体を検分して死因等を判断することを含み，ただ，生前の診療に基づいて死因等を判断するのに付随して，死後に死体を検分することがあっても，これを独立して『検案』にあたるとは言えないと解するものとして理解できる」として，「医師法21条における『検案』とは，医師が診療中の患者であるか否かを問わず，死亡した者の死体を検分して死因等を判断することを指すが，ただ，診療中の患者

が死亡した場合，生前の診療に基づいて死因等を判断するのに付随して，死後に死体を検分することがあっても，『検案』にあたると言うことはできないと解するのが正当である」とする．昭和24年通知との整合性に意を用いた解釈であり，当裁判所の上記解釈とほぼ同趣旨と思われる．

・原判決は，上記1で認定したところと同様の事実を前提に，C医師は，Dの主治医であり，Dは術前検査では心電図などにも特に異常は認められず，手術は無事に終了し，術後の経過は良好であって，主治医としてDについて病状が急変するような疾患等の心あたりが全くなかったので，H医師から，看護婦がヘパロックした直後，Dの容態が急変した状況の説明を受けるとともに，看護婦がヘパロックをする際にヘパ生と消毒液のヒビグルを間違えて注入したかもしれないと言っている旨聞かされて，薬物を間違えて注入したことによりDの病状が急変したのではないかとも思うとともに，心臓マッサージ中に，Dの右腕には色素沈着のような状態があることに気付いており，そして，Dの死亡を確認し，死亡原因が不明であると判断していることが認められるのであるから，C医師がDの死亡を確認した際，その死体を検案して異状があるものとして認識していたものと認めるのが相当である，としている．

また，原判決は，DはC医師が主治医として診療してきた入院患者であり，C医師は，Dの容態が急変して死亡し，その死亡について誤薬投与の可能性があり，診療中の傷病等とは別の原因で死亡した疑いがあった状況のもとで，それまでの診療経過により把握していた情報，急変の経過についてH医師から説明を受けた内容，自身が蘇生措置の際などに目にしたDの右腕の色素沈着などの事情を知った上で，心筋梗塞や薬物死の可能性も考え，死亡原因は不明であるとの判断をして，遺族に病理解剖の申し出をしているのであるから，Dの死体検案をしたものというべきであるとする．

・しかしながら，死体の検案とは，すでに述べたとおり，死因を判定するために死体の外表検査をすることであるところ，上記1の事実関係によれば，平成11年2月11日午前10時44分頃，C医師が行った死体の検査

案すなわち外表検査は，Dの死亡を確認すると同時に，Dの死体の着衣に覆われていない外表を見たことに留まる．異状性の認識については，誤薬の可能性につきH医師から説明を受けたことは，上記事実関係のとおりであるが，心臓マッサージ中にDの右腕の色素沈着にC医師が気付いていたとの点については，以下に述べるとおり証明が十分であるとはいえない．C医師が心臓マッサージを施している際，Dの右腕には色素沈着のような状態が見られた旨供述する，C医師の検察官調書謄本（原審甲56号証）が存するが，それほど具体性のある供述ではなく，同時に，それをじっくり見て確認まではしなかった旨も供述していること，同人は警察官調書謄本（当審検察官請求証拠番号4）においては，右手静脈の色素沈着については，病理解剖の外表検査のとき初めて気付いた旨供述し，原審公判及当審公判においても同旨の供述をしていること，病理医の原審証言には，上記1のとおりこれに沿う内容の証言があることなどに照らすと，C医師は，当時，右腕の異状に明確に気付いていなかったのではないかとの疑いが残る．以上によれば，同日午前10時44分頃の時点のみで，C医師がDの死体を検案して異状を認めたものと認定することはできず，この点において原判決には事実誤認があり，これが判決に影響を及ぼすことが明らかである．この点の論旨は理由がある．

（中略）

なお，所論が，診療中の患者が死亡した場合には，死体の検案はあり得ない．従って，診療中の患者の死亡の場合に医師法21条を適用することは，罪刑法定主義（憲法31条）に反し，また，不利益供述の拒否特権（憲法38条1項）に反すると主張していたところであるので，この点についても便宜ここで判断しておく．

まず，医師法21条に定める届出義務が発生する場合については，前記のとおり解釈すべきものである．また，このように解釈して同条を適用することが憲法31条に違反することもないというべきである．次に，医師法21条が要求しているのは，異状死体等があったことのみの届出であり，それ以上の報告を求めるものではないから，診療中の患者が死亡した

場合であっても，何ら自己に不利益な供述を強要するものでなく，その届出義務を課することが憲法38条1項に違反することにはならない．
　第3　《略》
　第4　破棄自判

　前述したとおり，原判示第一につき，C医師が「平成11年2月11日午前10時44分頃，広尾病院でDの死体を検案した際」に「異状を認めた」と認定した原判決の認定には，誤りがあり，この事実誤認は，判決に影響を及ぼすことが明らかである．
　そうすると，原判決は医師法違反被告事件（原判示第一）に関する部分につき破棄を免れないが，原判決が被告人に負担させた訴訟費用は原判示第二事実と共通なものであるから，刑訴法397条1項，382条により原判決全部を破棄した上，同法400条ただし書により，ただちに自判すべきものと認め，医師法違反被告事件については当審において予備的に変更された訴因に基づき，次のとおり判決する．
　（原判示罪となるべき事実第一の事実に代えて当裁判所が新たに認定した事実）
　原判決の罪となるべき事実第一中，「平成11年2月11日午前10時44分頃」とあるのを，「平成11年2月11日午前10時44分頃及び同月12日午後1時頃」と改め，「右異状を認めたときから」を「右異状を認めた同月12日午後1時頃から」と改めるほかは，原判示と同一である．
　（上記認定事実についての証拠の標目）省略
　（法令の適用）
　《略》
　よって，主文のとおり判決する．

　さて，東京高裁は，東京地裁判決を破棄している．破棄というのは読んで字の如く，破り棄てるという強烈な言葉を使用している．今のご時世だと，研修医のレポートを「なんだ．これはレポートの体をなしていない

ぞ」とかいって破り捨てたり，教授が大学院生の書いてきた論文を破り捨てると，パワハラ・セクハラ委員会でこってり絞られるとになること必定であろう．裁判所では，このようなパワハラがまかり通っているわけではないし，実際に原審の判決を破り捨てるわけではなく，刑事訴訟法上の用語である．

　刑事訴訟法382条は「事実の誤認があつてその誤認が判決に影響を及ぼすことが明らかであること」があれば控訴できると規定しており，本判決も，事実誤認による判決の変更をしているが，その実は法令解釈が原審と異なっているように思える．私が，医療法人協会の運用ガイドラインで，原審と東京高裁は同様の事実認定ながらと記載したところ，ある弁護士が間違っていると批判しているが，東京地裁はポイントを4つ上げるが，これがあれば異状死体なのかどうかははっきり言っておらず，東京高裁と東京地裁は事実誤認の形をとった解釈論の違いとも評価できるのである．

　東京地裁は，上に述べたように①予期せぬ急変，②医療過誤の認識，③右腕の色素沈着の認識，④死亡原因不明の4点を摘示して，異状性の認識があると判断した．しかし，東京高裁は③の点について，「じっくり見ていない」という認定で，他の事実があっても異状性の認識はないと評価している．そして，医師法21条の「死体を検案した医師」の「検案」とは死因等を判定するために死体の外表を見ることだと定義して，肝心の外表の異状の認識がない以上は，医療過誤の認識があろうと，異状死体の認識があったとはいえないと判断しているのである．

　外表の異状を強調する東京高裁が，逆に外表の異状を認識していればただちに異状死体の認識があると判断するのかどうかははっきりしない．

　もう一つ言っておくと，医師法21条は過失犯の処罰規定がないから，医師がはっきりと異状死体だと認識しながら届けを怠らないと，犯罪にならないのである．刑法38条1項は「罪を犯す意思がない行為は，罰しない．ただし，法律に特別の規定がある場合は，この限りでない」と規定しており，過失犯処罰規定がない以上，罪を犯す意思，すなわち異状死体だと認識しているにも関わらず届けない場合でないと処罰されないのである．

東京高裁は，東京地裁の認定した4つのポイントのうち，③以外は認定を変えていないから，いくら医療過誤だ，予期せぬ急変だ，原因不明だといっても，外表面の異状がなければ異状死体でないと言っていることは間違いない．

ただ，外表面の異状があっても，①②④のポイントをどれか欠いていたような場合に，異状死体といえるかどうかは判断していない．もっとも，医療過誤の認識と，死亡原因の不明は，多くの場合両立しない（医療過誤で死亡したと認識していれば原因不明ではない）．従って，4つのポイントは「要件」でもないといえる．なお，要件とはそれらがすべて揃ってはじめて効果が生ずるもの，似た言葉の「要素」とは，それらのファクターを総合判断してYesかNoかという効果が生じるかどうかを決めるものである．

本件以降の有名な裁判例である福島県立大野病院事件判決（福島地方裁判所平成20年8月20日判決，判例タイムズ58巻16号）は，医師法21条にいう異状とは，法医学的にみて普通と異なる状態で死亡していると認められる状態であることを意味する．よって，診療中の患者が診療を受けている当該疾病によって死亡したような場合は，そもそも同条にいう異状の要件を欠く．本件では，前置胎盤という疾病を持つ患者として手術に入り，その手術中に癒着胎盤という疾病が新たに見つかり，それに対する過失のない医療行為を講じたものの，出血性ショックとなり，失血死に至った．つまり，手術中に見つかった当該疾病を原因とする，過失無き医療行為をもってしても避けられなかった結果であるので，同法における異状に該当するとは認められない．よって医師法21条違反の罪は成立しない．と判示している．すなわち，上記の4つのポイントのうち，②医療過誤の認識がない場合にも異状死体にはならないといっているのである．

従って，東京高裁，東京地裁，福島地裁がすべて同じ基準で異状死体の定義をしているとするならば，①外表面に異状があり，②それが医療過誤などの異常な経過で生じたものだという認識が必要ということになるのだろうか．

もっとも，外表面の異状についての判断は，この法律が医師を名宛て人としているのであるから，専門的見地から，異状なのかどうかの判断について専門的見地を踏まえているであろうから，畢竟，外表面の「医学的にみた異状」を定義とすれば，どの裁判例とも矛盾はしない．

　おそらく福島地裁は，手術創のある出血死の事案で外表面の異状がないとの認定をしてよいかどうかの懸念があったとも思えるし，このケースでは検察はあえてか，無知か，外表面の異状についての認識を主張していないのである．

　なぜ，東京高裁は，外表面の「じっくりと見た」という厳密な認識を要求したのだろうか．それは最高裁判例を見ればよくわかる．東京高裁で弁護側から主張された憲法違反説である．

最高裁判所第三小法廷判決／平成 15 年（あ）第 1560 号，平成 16 年 4 月 13 日判決（最高裁判所刑事判例集 58 巻 4 号 247 頁）．

　　理　　　由

　1．弁護人の上告趣意のうち，医師法 21 条の「検案」の解釈について

　憲法 31 条違反，法令解釈の誤りをいう点について，所論は，違憲をいう点を含め，実質は単なる法令違反の主張であって，刑訴法 405 条の上告理由にあたらない．

　なお，所論に鑑み職権で判断すると，【要旨 1】医師法 21 条にいう死体の「検案」とは，医師が死因等を判定するために死体の外表を検査することをいい，当該死体が自己の診療していた患者のものであるか否かを問わないと解するのが相当であり，これと同旨の原判断は正当として是認できる．

　2．同上告趣意のうち，医師法 21 条の適用につき憲法 38 条 1 項違反をいう点について

　所論は，死体を検案して異状を認めた医師は，その死因等につき診療行

為における業務上過失致死等の罪責を問われるおそれがある場合にも，異状死体に関する医師法21条の届出義務を負うとした原判決の判断について，憲法38条1項違反を主張する．

そこで検討すると，本件届出義務は，警察官が犯罪捜査の端緒を得ることを容易にするほか，場合によっては，警察官が緊急に被害の拡大防止措置を講ずるなどして社会防衛を図ることを可能にするという役割をも担った行政手続上の義務と解される．そして，異状死体は，人の死亡を伴う重い犯罪に関わる可能性があるものであるから，上記のいずれの役割においても本件届出義務の公益上の必要性は高いというべきである．他方，憲法38条1項の法意は，何人も自己が刑事上の責任を問われるおそれのある事項について供述を強要されないことを保障したものと解されるところ，本件届出義務は，医師が，死体を検案して死因等に異状があると認めたときは，そのことを警察署に届け出るものであって，これにより，届出人と死体との関わり等，犯罪行為を構成する事項の供述までも強制されるものではない．また，医師免許は，人の生命を直接左右する診療行為を行う資格を付与するとともに，それに伴う社会的責務を課するものである．このような本件届出義務の性質，内容・程度及び医師という資格の特質と，本件届出義務に関する前記のような公益上の高度の必要性に照らすと，医師が，同義務の履行により，捜査機関に対し自己の犯罪が発覚する端緒を与えることにもなり得るなどの点で，一定の不利益を負う可能性があっても，それは，医師免許に付随する合理的根拠のある負担として許容されるものというべきである．

すなわち，医師法21条の外表面説は，黙秘権侵害との主張をかわすためのものであった．

本件の高裁までの争点である「診療中の患者の死亡」は「死体の検案」に該当しないとの主張は，東京地裁の判示のように，他原因で死亡した場合はそうでないともいえるが，そもそも東京高裁，最高裁は，死因を判定（死亡の確認も当然含まれよう）するために死体の外表を検査することが

「検案」であり，それは死亡診断書を書くような場合も，死体検案書を書くような場合も変わりないというのが最高裁の立場である．

そして高裁から主張された，医師法21条の黙秘権侵害説に対しても，外表面説は上手にかわせている．すなわち，「届出人たる医師と死体との関わり等，犯罪行為を構成する事項の供述までも強制されるものではない」というのである．インスリンの過量投与やKCLワンショットで死亡したから異状死体だなんてことになれば，まさに犯罪行為を構成する事項の供述を強要することになろう．ところが，外表面の異状であれば，過誤とは関係なく，みればわかるのだから黙秘権侵害にならないと言うのである．

本件は，そもそも准看護師による医療過誤事件であり，届出義務を負っていた医師は，全く黙秘権とは関係のない立場であるにも関わらず，このような解釈をとったことは，医師法21条が相当アブナイ法律だという認識を裁判所が抱いていたことに他ならない．すなわち刑法学者（高山佳奈子，京大刑法教授「異状死体の届出義務」医療判例百選〈有斐閣〉8頁あるいは佐伯仁志，東大刑法教授「異状死体の届出と黙秘権」，ジュリスト1249号2003年7月15日77頁）からは憲法31条の明確性の原則・罪刑法定主義から違憲論が述べられているところである．

外表面説に対しては，パロマの湯沸かし器事件や時津風部屋の事件のように，外表面からは異状とは言えないようなケースで，犯罪の見落としが生まれるではないかとの批判で，法医学者らからしばしば指摘される点である（千葉大法医学特任研究員，京都府立医大法医学特任教授，石原憲治「外表だけでは異状の有無を判断できない」，日本医事新報No.4713）．

この点は拙著（田邉昇，井上清成：「なぜ警察取扱死体数が減ったのか」への反論．日本医事新報No.4703;13-14,2014）にて千葉大法医学特任研究員，京都府立医大法医学特任教授，石原憲治氏の論考を批判したが，犯罪捜査の必要性と，現場の医師等の人権（憲法38条1項）の調和として最高裁の外表面説があることからは，単に一方的な意見であり，最高裁判例の「変更」を求める意見であり，解釈論ではなく立法論に過ぎない．

なお，この最高裁判例は，刑事裁判集すなわち刑集に登載されており，下級審の裁判官の規範となるものである．

従って，医師法21条の解釈が「混乱している」とか「確定していない」というのは誤りである．学者がさまざまな説を主張するのは学問の自由で，問題ないし，弁護士などの法律家が異見を述べ，具体的な事案で，自説を主張するのも自由であるが，現在の法律の最終解釈権者である最高裁判所の解釈は外表面説で確立しているのである．

ところが，自民党の医療事故調再検等ワーキンググループの動きが活発化したのを受けてか，平成28年2月末になって，日本医師会が，医師法21条の改正案を発表した．日本医師会医事法関係検討委員会の臨時答申「医師法第21条の規定の見直しについて」（柵木充明愛知県医師会長が委員長．弁護士委員として畔柳達雄弁護士などが入っている）を発表した（http://dl.med.or.jp/dl-med/teireikaiken/20160224_1.pdf）．

本報告書は厚生省（当時）が，2000年8月に発表した「リスクマネージメントスタンダードマニュアル作成委員会報告書」を批判し，医療過誤を警察に届るべきとした点を，医師法21条を拡大解釈するものとして強く批判する．ところが，本報告書は，では「正しい」医師法21条の解釈を伝えているかというと伝えていない．医師法21条の歴史的沿革は，得意分野の人がいるのか詳細に書いているが，肝腎の医師法21条の現行の最終的有権解釈たる最高裁平成16年判決である外表面説を，この報告書は，一切説明していない．弁護士委員の畔柳氏は，最高裁の外表面説を批判する論考を書かれており（「医療と法の交錯」，商事法務2012年），同氏の意向かも知れないが，厚労省を混乱の元凶と批判するのであれば日本医師会は，なぜ会員に最高裁の解釈を会員に伝えてこなかったのか，その理由を明確にするべきであるし，最高裁判例の言う外表面説を明確に摘示して批判するならした方がよかったのではないか．

次に，この報告書は，沿革をあれこれあげて，医師法21条が犯罪捜査に資するための目的立法であると述べるが，診療関連死は除外するべきだと主張する．医師の過誤による患者の死亡や傷害結果も，刑法211条の業

務上過失致死傷罪の対象になるということを全く捨象したかのような議論である．

そして死体解剖保存法11条にならい，罰則規定のない形で医師法21条および同様の規定のある保健師助産師看護師法第41条を以下のように改正するべきとする．

・医師法第21条「医師は，死体又は妊娠四月以上の死産児を検案して犯罪と関係ある異状 があると認めたときは，二十四時間以内に所轄警察署に届け出なければならない」

報告書内でも，犯罪関連死体の定義について混乱が生ずると述べているところであるが，「犯罪」には当然業務上過失致死傷も含むところである．そして，死体解剖保存法の名宛人である病理医や法医は，当該死体に関係する犯罪の主体になることはないが，臨床医の場合は，検案は通常は主治医がするので，業過罪という犯罪の主体と検案者が一致する場合が多いのであり，この点は日医報告書も認めているところである．

おそらく，だからこそ医師法21条は憲法38条に「一般的に」抵触するとの評価を刑法学者の間でも受けており，東京都立広尾病院事件が，准看護師の「犯罪」について，犯罪とは無関係の主治医や，それに共謀した院長の不作為（届出義務違反）について 憲法38条と真正面に向き合って合憲限定解釈をしたのは 医師法21条のこの危さからくるものであろう．通常は，黙秘権の主張など，本件事案では，死体を検案した医師自身の行為ではなく，准看護師がしたことで 医師の黙秘権と関係ないとして審理しないことも考えられるケースである．

そして，医師法を改正して，罰則をなくしたからといって，果たして黙秘権侵害がないと言えるだろうか．改正案では「外表面説」のように犯罪事実自体の告白じゃないから憲法違反にならないという言い訳はできないわけであるから，黙秘権の問題はより先鋭化する．また，法的義務を負わせることで，刑事訴訟法245条の自首の減軽の恩典を受けなくなることも懸念される．

いずれにせよ，日医報告書は感心しない．

2つ目の誤解

2つ目は，遺族側からしばしば主張される．都立広尾病院事件の遺族である永井氏が，厚労省医療事故調の施行に係る検討部会の構成員として，以下のように述べている点がシンボリックであろう．

「今のでちょっとわからないのは，先ほど有賀先生がおっしゃったことの続きになるかもしれませんが，病院でしっかり調べ，病院の報告書で納得できたら，被害者はもう第三者機関に訴える必要もないし，裁判にも訴える必要はない．場合によっては，お金の問題だけでADRみたいな機構をつくらなければいけないかもしれません．そういう中で，全くそれが報告されていなかったら，報告ができていなかったら，いろいろな疑問を持って第三者機関に訴える．訴える事例がいっぱいになってくるのは，この仕組み，事故調査制度上本当にいいのですか．やはり院内で皆さん方が事故調査と再発防止をしっかりやるとおっしゃっている，それをどのようにやっていくか．そのためには，このことぐらいはやったほうがいいです．私たちがいろいろなことを今経験しているのは，これはぜひ院内事故調査の中で，なるべく第三者機関に遺族が訴えなくて済むようにしっかり取り組んでいただきたいというのが思いです」．

ところが，この広尾病院事件では，なんと5名が刑事訴追されている．しかも，東京都や，5名の個人が被告となっているのである．どのような不誠実な対応をしたのだろうか．

民事の損害賠償請求を，そのような不誠実な対応についても主張しているので，以下に紹介する．

東京地方裁判所判決／平成12年（ワ）第19691号，平成16年1月30日判決（判例タイムズ1194号243頁）．

この事件は，裁判所により「本件は，広尾病院事件の患者亡Dの夫等の遺族である原告らが，被告らに対し，広尾病院の担当看護婦（当時）による投与薬剤の取り違えという基本的注意義務違反の過失及び広尾病院においてそのような危険を回避することが可能なシステムを構築せずに危険な医療を提供してきたという組織構造上の過失によって亡Dの死がもたらされ，その上，同人の死後の対応においても，被告らにおいて，原因究明義務及び情報開示・説明義務違反があるとして，債務不履行又は不法行為（使用者責任を含む）に基づき，損害賠償を求めた事案である」と整理されている．

　裁判所の認定した前提事実（刑事事件と重複するので大幅に略す）
・Dが死亡した日は祝日であり，被告乙1（広尾病院長）は，外出していたが，電話で，B7看護部長から，①入院患者であるDが急死し，看護婦による薬剤の取り違えによる薬物中毒の可能性もあること，②遺族には事故の可能性について伝えていないこと，③明日病理解剖をする予定であり，病理解剖をすることについて遺族の承諾が取れていることなどの説明を受け，明朝に広尾病院の幹部職員による対策会議を開くことを決定した．

・同月12日，被告乙1は，被告乙2から，Dの死亡については心筋梗塞の所見があるが，看護婦が薬を間違えたかもしれないと言っている旨の報告を聞いた後，午前8時30分頃から，広尾病院2階の小会議室において，広尾病院の幹部職員9名（被告乙1，B3副院長，B4副院長，被告乙3，B5医事課長，B6庶務課長，B7看護部長，B8看護科長及びB9看護副科長）による本件対策会議を開いた．

・本件対策会議においては，B5医事課長が司会進行役を務め，事件の概要と検討事項が記載され，「極秘」と記された「D氏の死亡について」と題する書面を出席者に配付し，簡単な経過説明をした．

　引き続き，B9看護副科長が「D様　急死の経過」と題する書面を配付し，同書面に基づき，事実関係の報告をした．同書面には，①B1看護婦

が，抗生剤とヘパ生入りの注射器を持参してＤの病室に行き，まず，抗生剤の点滴を始め，その終了後に使用するヘパ生入りの注射器を床頭台の上に置いた後，病室を出たこと，②その後，抗生剤の点滴が終了したことを知らせるナースコールがあったことから，Ｂ２看護婦が病室に行き，床頭台の上に置いてあったヘパ生を使用してヘパロックをした後，病室を出たこと，③その直後，Ｂ１看護婦がＤの病室に行くと，Ｄが「気分が悪い．胸が熱い感じがする」と異常を訴えたので，当直医のＢ１１医師が呼ばれ，対応措置がとられたが，Ｄは眼球が上転し，右上下肢・顔面が茶褐色に変色していったこと，④この間，Ｂ１看護婦が注射器に準備した処置室に行ったところ，処置室の流し台の上にあるはずのない「ヘパリン生食」と書いた注射器があるのを発見し，Ｄの病室の前の廊下で，Ｂ１１医師に「もしかしたら，ヒビグルとヘパ生を間違えて床頭台に置いたかもしれない」と打ち明けたことなどが記載されていた．このような報告が行われる中で，会議は次第に重苦しい雰囲気となり，当事者からも話を聞く必要があるということで，Ｂ１看護婦が呼ばれた．

　Ｂ１看護婦は，Ｂ９看護副科長による説明内容とほぼ同旨の事実経過を涙声になりながらも説明し，改めて「ヒビグルとヘパ生を間違えたかもしれない．それしか考えられない」と言い，現場で回収した点滴チューブ等を使用しながら，状況説明をした．

　続いて，被告乙２が本件対策会議の場に呼ばれ，被告乙２は，「Ｂ１看護婦がヘパ生とヒビグルを間違えたかもしれないとＢ１１先生に報告したことは，私もＢ１１先生から聞きましたが，所見としては心筋梗塞の疑いがあります．病理解剖の承諾をすでに遺族からもらっています」などと口頭で説明した．

　Ｂ３副院長も，心電図は心筋梗塞の患者に通常見られる図形と矛盾しないといった意見を述べた．

・その後，今後の対応について，出席者９名が協議した．

　被告乙３は，「ミスは明確ですし，警察に届けるべきでしょう」と言い，Ｂ５医事課長も被告乙３の意見に同調した．

被告乙1は，非常に迷いながら，「でも，乙2先生は，心筋梗塞の疑いがあると言っているし」などと言って，優柔不断ともいえる態度を示していたが，他方で，Ｂ3副院長も，「医師法の規定からしても，事故の疑いがあるのなら，届け出るべきでしょう」と言った．
　被告乙1は，なお，「警察に届け出るということは，大変なことだよ」という口振りであったが，Ｂ3副院長，被告乙3，Ｂ5医事課長ばかりでなく，他の出席者も「やはり，仕方がないですね．警察に届け出ましょう」と口々に言い出したので，被告乙1も出席者全員に対し，「警察に届出をしましょう」と言って届け出ることを決断し，ここに至って，広尾病院としては，本件医療事故について警察に届け出ることにいったんは決定した．
　なお，被告乙2は，本件対策会議に常時立ち会っていたのではなく，本件対策会議の開かれている小会議室に出たり入ったりしていたが，警察に届け出るか否かについては，Ｂ3副院長が医師法の話をしていたのを聞いていたことに加えて，本件が看護婦の絡んだ医療過誤である可能性があることから，本件医療事故を個人的に届け出ようとは思わず，広尾病院としての対処，すなわち本件対策会議での広尾病院の幹部らによる決定にゆだねていた．
・被告乙1は，本件医療事故が発生したこと及びそれを警察に届け出る予定であることを，監督官庁である被告東京都衛生局の病院事業部に電話連絡するように指示した．
　同日午前9時頃，Ｂ5医事課長は，その指示に従い，病院事業部のＢ10主事に電話をかけ，「昨日，広尾病院でリウマチで入院していた患者さんが亡くなった．その原因が，どうも消毒液を取り違えて点滴した可能性が高い．遺族から病理解剖の承諾も取ってある．警察に届け出ますので，よろしいですね」という趣旨のことを話した．
・Ｂ10主事は，これを聞かされて驚がくし，自らは警察に届け出るべきか否かを判断できる立場になかったので，副参事の被告乙5に対応してもらおうと思い，Ｂ5医事課長に対し，被告乙5に話を伝えるので改めて

被告乙5から広尾病院に電話をかけるようにする旨話した.
　B10主事は，ただちに被告乙5のところに行き，B5医事課長からの電話で聞かされた話として,「昨日，広尾病院に入院中の患者さんが亡くなりました．原因については不明で調査中です．薬を間違って注射した可能性もあるようです．遺族から病理解剖の承諾も取ってあるそうです．警察に届け出るか聞いてきました」という趣旨のことを伝えた.
　被告乙5は，詳しい事情を確認するため，広尾病院のB5医事課長に電話をかけたが，同人は不在で，広尾病院医事課の職員が電話を受けたが，同人では話の内容がわからなかったので，いったん電話を切った.
　・被告乙5は，B10主事とともに，上司である被告乙4のところに赴き,「広尾病院から，薬を取り違えた可能性のある入院している女性の患者が死亡したという連絡がありました．遺族から病理解剖の承諾は取ってあるそうです．病院からは警察に届け出るべきかどうかの相談が来ています．どうしましょうか」と報告し，指示を仰いだ.
　被告乙4は,「判断しろっていっても，これだけの事情しかわからないのに，判断のしようがない」と言いながら，これまでに入院患者が死亡した場合に都立病院から警察に届け出たケースがあるか否かをB10主事に対し質問したところ，B10主事は,「私の知っている限りでは，入院中の患者さんが死亡した場合，病院側から自発的に届け出た例はありません」と答えた.
　そして，被告乙4，被告乙5及びB10主事は，医療事故があった際にはいかなる要件が満たされた場合に警察に届け出るべきかを検討し始め，B10主事が自分の席から病院事業部作成の「医療事故・医事紛争予防マニュアル」を持参して，その関連箇所である113頁の「なお，過失が極めて明白な場合は，最終的な判断は別として，事故の事実が業務上過失致死罪に該当することとなります．従って，事故の当事者である病院が病理解剖を行うと証拠隠滅と解されるおそれがあるので，病理解剖は行いません．解剖が必要と思われる場合，病院は警察に連絡しますが，司法解剖を行うか否かは警察が判断します」との部分を読み上げ，その結果，被告乙

4. 被告乙5及びB10主事の3名は，医療事故が生じた際に，医師又は看護婦の過失が明白な場合については病院は警察に届け出なければならないという点を理解した．

被告乙4は，それに続いて，「どうしてこれまで病院から届け出た例がないんだろう」と述べたところ，被告乙5又はB10主事が，「病院自ら警察に届け出るということは，職員を売ることになるから，これまで例がないんじゃないですか」と答え，被告乙4はこれに相づちを打った．

次いで，被告乙4ら3名は，広尾病院の本件医療事故について警察に届け出るべきかどうかを検討し始めたが，被告乙4は，「本部に判断しろといわれても困るよな．病院が判断してくれなくちゃ」と述べた．被告乙4は，この時点で，本件医療事故に関して病院事業部としていかに対処すべきかについては結論を固めてはいなかったが，とりあえず被告乙5を広尾病院に赴かせておこうと考え，被告乙5に対し，「病院側も困って相談してきたんだから，乙5さん，病院に行って，アドバイスしてやってくれよ．状況も把握してきてくれよ」と述べた上で，さらに，「病理解剖の承諾が取れているなら，遺族にすべてを話して了解が得られれば，それでいったらいいじゃないか」と指示した．

・そこで，被告乙5は，同日午前9時30分頃，広尾病院に電話をかけ，電話に出たB6庶務課長に，とりあえず，「これまで都立病院から警察に事故の届出を出したことがない．すでに病理解剖の承諾はいただいているとのことだが，誤薬の可能性も含めてすべて事情を話して，その結果再度承諾が得られれば，その線でいったらよいのではないか．詳しい事情もわからないから，おれが今から行くから警察に届け出るのは待ってくれ」などと伝えた．

・B6庶務課長は，被告乙5からの連絡を受け，「待ってないとしょうがないですね」と被告乙3に伝え，被告乙3も「そうだね，とりあえずそれまで待ちましょう」と答えた．

・同日午前9時40分頃，本件対策会議が再開され，被告乙1以下9名の前記出席者に対し，被告乙5の電話の内容が伝えられた．

上記会議の出席者からは，法律に則った処理をすべきであり，警察に届け出るべきであるとの意見が出された．
　そこで，Ｂ５医事課長は，病院事業部に警察に届け出ることを理解してもらおうと考え，再度，病院事業部に電話をかけたが，被告乙５はすでに都庁を出発しており，被告乙４も離席中であったため，同被告らと連絡を取ることができず，結局，最終結論は，被告乙５が広尾病院に来てから直接その話を聞いて決めることとし，それまで警察への届出を保留することに決定した．
・被告乙５は，同日午前11時すぎ頃，広尾病院に到着し，再開された本件対策会議に出席した．
・被告乙５は，席上，広尾病院側から本件医療事故に関する資料は渡されず，また，先の電話連絡の内容以上の事情説明は受けなかった．
　Ｂ５医事課長から，「どんな場合に警察に届け出るんですか．これまではどうだったですか」との質問があり，被告乙５は，「過失が明白な場合に届けなければいけない．今まで都立病院自ら警察に届け出た例はありません」と答えた．
　さらに，被告乙５は，隣に座っている被告乙１に，「遺族から病理解剖の承諾をもらっているということですけれども，薬の取り違えの可能性もあるんなら，包み隠さずお話ししないといけませんね．遺族が広尾病院を信用できないというなら，警察に連絡して監察医務院で解剖する方法もあるということも説明して下さい．それでも遺族が広尾病院での病理解剖を望まれるなら，それでいいじゃないですか．もし遺族が警察に届け出るというならそれはそれで仕方ないですね」などと話したが，その口振りからすると，病院事業部としては，誤投薬の可能性を遺族に話さずに済ませることは避けねばならないとしながらも，医療事故を警察に届け出ることについては，遺族の理解が得られるなどの事情により，可能であればできるだけ避けたいという意向が看取できるようなものであった．
　これを聞いた被告乙１は，病院事業部は医療事故については警察への届出を必ずしもしなくともよいという見解であると解釈して，他の広尾病院

の幹部らに対し,「じゃ,それでいきましょうか.しょうがないでしょう」と述べて,出席者全員に対し,それまでの方針を変更して,とりあえず警察への届出をしないまま,遺族の承諾を得た上,病理解剖を行う方針で臨むことを了承させ,院長室にDの遺族を連れてくるように指示をして,本件対策会議は散会となった.

・被告乙1は,同日午前11時50分頃,院長室において,副院長両名,B7看護部長及びB5医事課長同席のもと,原告甲1,原告甲3及びC1ら遺族に対し,「実はこれまで病死としてお話ししてきたのですが,看護婦が薬を間違えて投与した事故の可能性があります」と口頭で説明した.

原告甲1ら遺族は,このとき初めて薬物取り違えの可能性を知らされて非常に驚き,「間違いの可能性は高いのですか」と被告乙1に尋ねたところ,被告乙1は,今は調査中としか言えないという趣旨の回答をし,さらに,「広尾病院が信用できないというのであれば,監察医務院や他の病院で解剖してもらうという方法もありますが,どうしますか」と,原告甲1らに尋ねた.

原告甲1は,決定的な確証はまだないのに,遺族に薬剤取り違えの可能性を伝えてくれたものと解釈して,ある意味では広尾病院側が公平で誠実な対応をしてくれているものと受け止め,「広尾病院を信用できないというのであれば」と問われたのに対し,被告乙1を始めとする同病院の医師らを信用できないというまでの気持ちはなかったため,Dの死体を広尾病院で病理解剖することを承諾した.

・被告乙1は,被告乙5を院長室に呼び,「改めて遺族に薬の取り違えの可能性を伝えた上で,広尾病院で病理解剖をすることの承諾をいただきました」と伝えたところ,被告乙5は「病院自ら警察に届けると,ひいては職員を売ることになりますよね」と述べ,被告乙1はこれに対し「そうですよね」とうなずいた.被告乙5は,この会話をした後,東京都庁に戻った.

・同日午後1時頃,病理医のB18医師は,広尾病院において,被告乙2,B17医長らの立会いの下,Dの病理解剖を開始した.

外表所見では，右手根部に静脈ラインの痕が見えており，また，右手前腕の数本の皮静脈がその走行に沿って幅5mmから6mm前後の赤褐色の皮膚斑としてくっきり見えて，それは前腕伸側及び屈側に高度，手背・上腕下部に及んでいるのが視認された．
　被告乙2は，前腕の皮膚斑を見て，少し驚いている様子であった．
　被告乙2はこれらのDの遺体の右腕の状態をポラロイドカメラで撮影した．
　B18医師は，Dの遺体の右腕の静脈に沿ったこれらの赤色色素沈着は静脈注射による変化で，劇物を入れたときにできたものと判断し，協力を依頼していた病理学の大学助教授で，法医学の経験もあるB19医師の到着を待って執刀することとした．
・到着したB19医師は，Dの死体の状況を見て，警察又は監察医務院に連絡することを提案した．
　これを受けて，広尾病院検査科のB20技師長は，B5医事課長に対し，「病理医の先生が，この患者さんに病理解剖はできない，警察へ連絡しなくちゃいけないんじゃないでしょうかと言っている」と対応について問い合わせたが，B5医事課長は被告乙1と話し合った上で，B20技師長に対し，「警察に届けなくても大丈夫です」と回答し，さらに，警察に届け出ないまま病理解剖を進めるように指示した．
　これを受けて，B20技師長が，B18医師らに対し，「許可が出ましたから始めて下さい」と言ったが，B18医師ら病理医は，このB20技師長の発言を，広尾病院の幹部らが監察医務院に問い合わせた結果，監察医務院の方から，後は面倒を見るから法医学に準じた解剖をやってくれとの趣旨の回答があったものと理解し，Dに対する病理解剖を始めた．
・その結果，右手前腕静脈血栓症及び急性肺血栓塞栓のほか，遺体の血液がさらさらしていること（これは溶血状態であることを意味し，薬物が体内に入った可能性を示唆する）が判明し，心筋梗塞や動脈解離症などをうかがわせる所見は特に得られず，解剖所見としては，「右前腕皮静脈内に，おそらく点滴と関係した何らかの原因で生じた急性赤色凝固血栓が両

肺に急性肺血栓塞栓症を起こし，呼吸不全から心不全に至ったと考えたい」と結論付けられた．

・B17医長は，解剖終了後，被告乙1に対し，撮影したポラロイド写真を持参して，右腕の血管から薬物が入った模様であるとの説明した．

また，B18医師は，被告乙1に対し，副院長両名，被告乙3及びB7看護部長のいる場で，Dの死因は90％以上の確率で事故死であると思われ，薬物の誤注射によって死亡したことはほとんど間違いないことを確信を持って判断できる旨報告した．

・同日夕方，被告乙2は，B18医師と相談の上，死亡の種類を「不詳の死」とするDの死亡診断書を作成し，被告乙1に見せた後に原告甲1に交付した．

・被告乙1は，同日午後5時頃，原告甲1らに対し，肉眼的には心臓，脳等の主要臓器に異常が認められなかったこと，薬の取り違えの可能性が高くなったこと，今後，保存している血液，臓器等の残留薬物検査等の方法で必ず死因を究明することを伝えた．

・被告乙1は，その日のうちに，B3副院長とB20技師長に対し，Dの血液についてヒビグルの検出作業を行うように指示し，その指示に基づき，広尾病院検査科において硫酸銅呈色反応試験の方法による血液検査が行われたが，ヒビグルは検出されなかった．なお，当該検査は，そもそもヒビグルの誤注入の有無を判定するには不適切な検査方法であった．

そこで，被告乙1は，血液に対するクロマトグラフィーの検査が可能な機関に検査を依頼するようにB20技師長に対し，指示をした．

広尾病院検査課は上記指示に基づき，同日中に，上記検査が可能な機関でかつ公的機関であるところの，監察医務院，都立衛生研究所及び東京都臨床医学総合研究所にDの血液検査を実施してもらえるかどうかについて問い合わせたが，前向きな回答は得られなかった．

・広尾病院は，同月15日，病院事業部に対し，「Dの死因としては，心疾患などの急性疾患とはいい難く，ヘパリン生食とヒビテングルコネートとを取り違えたことの可能性がある．仮に，取り違えたとするならば，ヒ

ビテングルコネート入りの注射器に『ヘパ生』と書いてあったという点について疑問が残るが，Ｂ１看護婦はこの点について『ヒビテングルコネートを注射器に詰めた際に[ヘパ生]と書かなかったとは断言できない』と述べている」と記載された報告書を提出した．

・被告乙１は，同月18日，都立衛生研究所から紹介を受けた第一化学薬品に血液検査の実施を依頼することにしたが，翌19日，検査課の職員が検体（Ｄの血液）を搬送している最中に，病院事業部から広尾病院に連絡が入り，Ｄの血液検査は公的機関で検査を行う必要があるため，病院事業部から監察医務院に協力を依頼したので，至急検体を監察医務院に持ち込むようにとの指示があった．そこで，広尾病院では，第一化学薬品に検出を依頼することをやめ，監察医務院に血液検査を依頼することとし，これに従い，Ｂ５医事課長が各機関に連絡した．

・被告乙１は，同月20日，Ｂ３副院長，Ｂ７看護部長，被告乙２，被告乙３及びＢ５医事課長とともに，原告甲１の自宅において，書面に基づき，それまでの経過について，①異常所見としては，右上肢の血管走行に沿った異常着色を認めたこと，②ヘパ生とヒビグルとを取り違えたため薬物ショックを起こした可能性が一層強まったといえることなどの中間報告をした．

その席において，原告甲１は，自ら撮影したＤの遺体の右腕の異常着色を写した写真を示し，事故であることを認めるように求め，病院の方から警察に届け出ないのであれば，自分で届け出る旨述べた．

そこで，被告乙１は，原告甲１宅からの帰途，同行した病院関係者らと話し合った結果，本件医療事故を警察に届け出ることを決定した．

・被告乙１は，同月22日，Ｂ15衛生局長らと面談して本件医療事故を警察に届け出る旨を報告したところ，広尾病院の側で誤投薬という過失があったことを初めから認める形での届出をせず，むしろＤの死因を特定してほしいという相談を警察に対して行う形での届出をするように指示を受け，その指示に従い，同日中に，Ｄの死因の特定を依頼するという形で，所轄の渋谷警察署に届け出た．

・同年3月5日，組織学的検査の結果が判明し，前腕静脈内及び両肺動脈内に多数の新鮮凝固血栓の存在が確認され，これは前腕の皮静脈内の新鮮血栓が両肺の急性血栓塞栓症を起こしたと考えられる要素であったほか，心臓の冠動脈の硬化はごく軽度であり，内腔の狭窄率は25％以下であり，肉眼的，組織学的に冠動脈血栓や心筋梗塞は認められず，その他の臓器にも死因を説明できるような病変は認められなかった．

・被告乙1は，同月6日，B3副院長，被告乙3及びB5医事課長とともに，原告甲1の自宅において，原告らに対し，Dの死因に関する調査の中間報告についての補足説明と病理解剖の結果を報告した．その席で，B3副院長は，Dは前腕皮静脈内の新鮮血栓が両肺に急性塞栓症を起こしたと考えられ，従って，薬の取り替えによる死亡の可能性が高いことを説明した．

・被告乙3は，原告甲1から保険関係の書類を作ってほしいとの依頼を受け，同月10日頃，同人から死亡診断書と死亡証明書の用紙を受け取り，翌11日，被告乙2に対し，これらを交付して，被告乙1と相談の上，作成するように求めた．

被告乙3は，被告乙2に対し，これらの書類の提出先や使用目的については何も説明しなかったが，同人は，死亡診断書用紙の冒頭に保険会社の名前があることに気付いたことから，これらの使用目的は保険金請求のためであると理解した．

被告乙2は，鉛筆で下書きを始めたが，最初の平成11年2月12日に書いた死亡診断書では保険金請求手続に支障があるかもしれないと考え始め，さらに，Dの死因は薬物中毒の可能性が高いが，解剖報告書には肺血栓塞栓症との記載もあったことから，死因の記載を病死にするのか中毒死にするのかなどについて悩み，同年3月11日夕方頃，被告乙1にその記載方法について相談に行った．

・被告乙1は，「困りましたね」と言って，副院長両名を呼び，さらに後から被告乙3も加わって，死亡診断書等の死因をどのように記載するかを話し合った．

その結果，その日の時点ではいまだＤの血液検査の結果が出ていなかったこともあって，ヒビグルによる事故死と断定できる状況にはなく，逆に病死の可能性も皆無とはいえなかったので，死因の記載を病死としても全くの間違いとはいえず，むしろ入院患者の死因を不詳の死とするのはおかしいなどとの発言もあった．一方，Ｂ３副院長は，「病名がついているので病死でもいいんじゃないですか」との意見を述べ，被告乙１も「そういうことにしましょう」と述べて，死因の記載は，解剖の報告書に所見として記載してあった急性肺血栓塞栓症による病死とすることに決定した．

そして，被告乙２は，被告乙１の意見に従って，死亡診断書の「死亡の種類」欄の「外因死」及び「その他不詳」欄を空白にしたまま，「病死及び自然死」欄の「病名」欄に，直接の死因として「急性肺血栓塞栓症」と，「合併症」欄に「慢性関節リウマチ」等と記載し，死亡証明書の「死因の種類」欄の「病死及び自然死」欄に丸印を付するなどして，死亡診断書及び死亡証明書を作成した．

・被告乙２は，同日，作成した死亡診断書及び死亡証明書をＢ17医長に見せたところ，Ｂ17医長は，「死亡の種類」が病死とされていたため，「これはまずいんじゃないの」と言ったが，被告乙２は，同日，上記２通の書面を被告乙３に渡した．

Ｂ17医長は，翌12日，被告乙１，副院長両名及び被告乙３と話をしに行き，「この病死はまずいんじゃないですか」と意見を述べたが，被告乙１は，「昨日みんなで相談して決めたことだからこれでいいです」と回答し，被告乙３に対し，遺族からクレームが付いたら，現時点での証明であることを説明するように指示した．

被告乙３は，結局そのまま，同日中に，死亡診断書及び死亡証明書を原告甲１の自宅に持参して，同人に交付した．

・他方，警視庁は，前記届出に基づいてＤの死亡に関する捜査を進めていたが，その過程で，同年５月31日頃，Ｄの血液からヒビグルに由来すると考えられる物質（クロルヘキシジン）がかなりの高濃度で検出されたとの鑑定結果が出た．

・原告甲1は，同年6月から7月にかけて，代理人を通じ，被告乙2に対し，本件医療事故に関する被告らの対応等における疑問についての釈明を求めたが，被告乙2は，広尾病院の方で対応している旨回答するにすぎなかった．また，原告甲1は，同月10日，代理人を通じ，被告乙3に対し，広尾病院の関係者に上記と同様の釈明を求めたが，被告乙3は，警察により調査をされているため，上記申入れには応じられない旨回答するに留まった．

他方で，原告甲1は，同年3月と8月の2回にわたり，東京都知事に対し，本件医療事故の原因究明を申し入れたところ，都立病産院医療事故予防対策推進委員会は，同月27日，Dは，ヒビグルを誤注入されたことにより死亡したと考える旨の報告書を作成して公表し，東京都知事は，同日，定例記者会見で遺族に謝罪するに至った．

・被告乙1，B3副院長，被告乙3及びB7看護部長は，同年11月23日，原告甲1の自宅を訪問し，「総合的に判断して，ヒビテングルコネートの誤注入によるものと判断いたしたところです」などと記載された書面を読み上げて謝罪した．

・なお，本件に関し，同年10月8日，被告乙1は停職1ヵ月，被告乙2及び被告乙4は戒告，被告乙3は口頭注意の各処分を受けた．

また，被告乙1は，平成15年5月19日，東京高等裁判所において，医師法違反，虚偽有印公文書作成及び同行使罪につき，懲役1年及び罰金2万円（執行猶予3年）に処する旨の判決を受け，被告乙2は，医師法違反の罪につき，罰金2万円の略式命令を受け，被告乙5は，平成13年8月30日，東京地方裁判所において，医師法違反の罪につき，無罪判決を受けた．

東京地裁では，その他，Dの死亡確認の時刻についての事実認定の補足説明として詳細な事実認定を行っているが，遺族側の主張が排斥されている．

この件では，裁判所は被告東京都に対し合計約6,028万円，広尾病院長個人に対し合計100万円及び主治医に対し合計50万円の各支払いを命じ，

その余の被告らに対する各請求は，いずれも棄却した．

　東京都については，担当看護婦が患者に準備又は投与する薬剤を十分確認すべき義務に違反したので，不法行為（民法715条）に基づき，慰謝料及び逸失利益の合計約5,853万円の損害賠償義務を負うが，医療安全システムの構築義務違反的な主張については，裁判所は，担当看護婦は基本的な注意義務に極めて初歩的な態様で違反したものであるから，原告らが主張する広尾病院の組織構造上の過失を基礎付ける事実とDの死亡との間には相当因果関係が認められず，当該過失に基づく損害賠償請求は認められないとして排斥した．

　また，被告東京都は，病院開設者として，遺族に対し，信義則上，診療契約に付随する義務として，具体的状況に応じて必要かつ可能な限度で死因を解明し，保有する又は保有すべき情報の内容等に応じて，死因等を説明すべき義務を負い，広尾病院に勤務する病院長，主治医及び事務局長は，被告東京都の履行補助者として，同各義務を履行すべき信義則上の義務を負う．そして，病院長及び主治医には，医師法21条所定の死体の異状を認識したなどの事情があるにも関わらず，遺族が警察へ自ら届け出る旨申し向けた直後に至るまで警察に届け出なかったことにつき死因解明義務違反が認められ，また，病死や自然死ではないことが明らかになった状況において，死因を病死として死亡診断書等を作成したことにつき説明義務違反がそれぞれ認められる．従って，病院長及び主治医も，被告東京都と連帯して，不法行為に基づき，責任を負う．

　しかし，事務局長については，その行為態様，医師ではない事務職としての立場等に鑑みれば，義務違反は認められないとした．

　さらに，被告東京都は，広尾病院に対する行政監督庁として，遺族に対し，信義則上，広尾病院が前記死因解明及び説明義務を履行するにあたり，助言して適切に対応できるよう導く義務を負い，病院事業部に勤務する病院事業部長及び病院事業部副参事は，被告東京都の履行補助者として，遺族に対して，同義務を履行すべき信義則上の義務を負う．そして，Dの死亡の翌日に，病院事業部長が病院事業部副参事に対して出した指示

は，病院事業部長の当時における認識を前提とすれば，あながち不当とまではいえない．他方，病院事業部副参事については，Ｄの死亡の翌日に広尾病院に赴き，病院事業部としては警察への届出には消極的であるとの意向が看取できる発言をしたことにより，広尾病院がいったん決めていた警察に届け出るとの方針が覆ってしまい，結局，広尾病院において死因解明義務を履行できなかったので，前記助言すべき義務の違反がある．

しかし，当該義務違反行為には国家賠償法が適用されるので，病院事業部副参事個人に対する請求は認められず，同人の行為については，被告東京都に対する請求のみ（合計25万円）が認められるというものであった．

これは控訴され，東京高裁が再度判断を行っている．

東京高等裁判所判決／平成16年（ネ）第1186号，平成16年（ネ）第3330号，平成16年9月30日判決（判例時報1880号72頁）．

東京高裁も，「病理解剖の結果報告を受けて，亡花子の死因が薬物の誤注射によるものであることがほぼ間違いがないと認識したのであるから，遅滞なく遺族である被控訴人らに対し，上記情報を提供して死因について説明する義務があったというべきである」として「病理解剖の結果が判明した後になっても，解剖の結果報告をそのまま説明することなく，単に，肉眼的には心臓，脳等の主要臓器に異常が認められず，薬の取り違えの可能性が高くなったとだけ伝え，今後，保存している血液，臓器等の残留薬物検査等の方法で必ず死因を究明すると述べたに留まった」という点で「不十分で不適切というほかなく，説明義務に違反するというべきである」という認定をしている．

一方，「死因を公正に解明するために本件医療事故を医師法21条に基づき警察に届け出るべき義務は行政法規上の義務であって，被控訴人らに対する診療契約上ないし不法行為法上の義務であるとはいえないので，この義務を独自の死因解明義務とする被控訴人らの主張は採用することができない」として，医師法21条の届出をしないことは患者に対しての義務ではないことを明言している．

さて、どうだろうか。遺族の怒りを買うのももっともな対応を広尾病院の院長らはしたのであろうか。私は、むしろ誠実な対応ではなかったかと思慮する。ボタンの掛け違いといった言葉をよく聞くが、事故が起こった段階で、既にボタンとファスナーほど違っている。いくら引っ張っても、ちぎれるばかりでまとまらないものである。

だからこそ、WHOの医療事故調査に関わるドラフトガイドライン（「有害事象の報告・学習システムのためのWHOドラフトガイドライン」、日本救急医学会等監訳、へるす出版）は、医療安全のための学習のための報告システムと、説明責任の為の報告システムは両立しないと述べている。遺族は時として、医療安全の敵である「遺賊」となることがWHOにはよくわかっているのである。

そして、私はこの民事事件の判決を参考資料として、検討するよう厚労省医療事故調査の施行に係る検討部会に提出したところ、事務局（厚労省医療安全推進室）から、「山本和彦座長とも相談した。提出をやめろ」と要請され、黒塗り意見書として提出せざるを得なかったのである。

3つ目の誤解

　3つ目は，医療事故調査が医療倫理にかなっているという誤解である．刑事被告人として獄につながれようと，一生かかっても払いきれないような巨額の賠償を，遺族に払う義務を負わされようとも，自らの診療で患者が死亡した可能性があるなら，徹底的に大勢の診療にも関与していない他の高度な専門家から上から目線で糾弾を受けることも倫理上やむを得ないとの考え方である．

　2005年から2013年までに英国General medical councilが医療事故調査の対象とした医師のうち，なんと114名の医師が自殺などで死亡しているというのである（The impact of complaints procedures on the welfare, health and clinical practise of 7926 doctors in the UK: a cross-sectional survey BMJ Open 2015 Tom Bourne）．
（http://bmjopen.bmj.com/content/5/1/e006687.full）．

　いわば同輩による集団バッシングによるストレスの大きさは，想像を絶するものがあるというべきである．

　適塾を作った緒方洪庵は「扶氏医戒之略」としてベルリン大学医学部教授であったChrstoph Wilhelm Hufeland（1762-1836）の医療倫理についての記載Enchiridion Medicumを翻訳している．「医戒―幕末の西欧医学思想」として杉本つとむが解説をしているらしいが，入手できておらず読んでいない（現代教養文庫，1972年）が，内容は医史学の素養がなくてもわかりやすいものである．

　曰く，
　一，医の世に生活するは人の為のみ，おのれがためにあらずということを其業の本旨とす．安逸を思はず，名利を顧みず，唯おのれをすてて人を救はんことを希ふべし．人の生命を保全し，人の疾病を復治し，人の患苦を寛解するの外他事あるものにあらず．

まさに，医師の基本的な職務が，患者の救命であり，金儲けや自己の利益のために医療を行うものではないということを端的に述べている．

明治時代の医制においても「医士」と記載されたように，医師は士族だけでなく様々な階級から参入した職種であったが，「侍」であって，単なる職能集団ではななかったことがわかる．

まさに医療倫理の基本であろう．

一，病者に対しては唯病者を見るべし．貴賤貧富を顧ることなかれ．長者一握の黄金を以て貧士双眼の感涙に比するに，其心に得るところ如何ぞや．深く之を思ふべし．

金銭の多寡による患者の差別をしないということであり，現在のわが国の国民皆保険制度は，ほぼ確立していると言ってよい．

それでも，国際的には不十分である．2000年のWHOの世界各国の医療供給システムで，日本が世界で1番と評価されたことは医師にとっては有名なことであるが，この評価の中で，実は平等性が低評価だったのである．どこが不平等かというと，当時は健康保険，国民健康保険に1割負担から3割負担があったので，その負担差が不平等というのである．厚労省はこれを受けて3割負担に統一した．

ご存知の通り，健康保険料は加入団体，収入に応じてさまざまであるし，この点の平等性は低いが，実際に病気になった際に，米国のように金がないから十分な医療が受けられないといった事態は生じていない．

もっともTPP実施以降はどうなるかは不明である．

一，其術を行ふに当ては病者を以て正鵠とすべし．決して弓矢となすことなかれ．固執に僻せず，漫試を好まず，謹慎して，眇看細密ならんことをおもふべし．

これなどは，現在においてこそ教訓とするべきことであろう．EBMの

おかげか，患者を臨床治験の材料としか考えないようなことや，やたらと心カテ，ステントを入れる医師など，患者はまさに道具（弓矢）として扱われているのではないだろうか．

一，学術を研精するの外，尚言行に意を用いて病者に信任せられんことを求むべし．然りといへども，時様の服飾を用ひ，詭誕の奇説を唱へて，聞達を求むるは大に恥るところなり．

これも現代にこそ重要な事項であろう．いかに知識が豊富で，技術が長けていようとも，言行から患者の信用を損なうような医師が時々みられる．研修医など，何日も病院に泊まり込み，不潔な格好や術衣でうろうろするのは，昔も叱られたが，今ではそんな頑張り屋も減ったのかもしれない．

しかし，フーヘランドは，だからと言って身なりを飾ったり，奇説を唱えてマスコミにちやほやされるのも戒めている．癌治療を一切放棄せよといった奇説など，その最たるものであろう．

一，毎日夜間に方て更に昼間の病按を再考し，詳に筆記するを課定とすべし．積て一書を成せば，自己の為にも病者のためにも広大の裨益あり．

カルテをきちんと書いて，まとめて学会等に報告しなさいという教訓である．昼の診療を夜に纏めなおせということである．

医師法24条の診療録記載の際の「遅滞なく」というのは，1ヵ月程度でも良い期間である．今回の医療事故調査制度の報告までの期間も，「遅滞なく」となっており，検討部会でも1ヵ月程度のタイムラグは当然許容しているコンセンサスがあった．

いまだに，その場で書き直したものを改ざんだと言って主張する原告側弁護士が多いのは嘆かわしいことである．

一，病者を訪ふは，疎漏の数診に足を労せんより，寧一診に心を労して細密ならんことを要す．然れども自尊大にして屢々診察することを欲せざるは甚だ悪むべきなり．

当時は往診が主流であったから，往診に何度も行くより，一回行ったときに丁寧に診た方がよいという戒めである．医療安全の見地からは，何度も訪問して，視点を変えると気づくところがあると思われるので，数と質は両方とも必要であろう．しかし，もったいぶって見に行かないのは非常に悪いとフーヘランドは言う．医療訴訟の世界では，まめに訪室していると，家族は感謝して，あまり訴訟提起されないようにも思うが，実際に訴訟提起されると，数多く見れば見るほど，この段階で気づいたはずだといった主張が通りやすくなる気がする．

訴訟されにくい診療と，訴訟で負けない診療は，必ずしも一致せずというより，むしろ逆相関する部分があるようにも感じる．患者に怒鳴り散らし，あるいは現代医学では到底考えられないような奇妙奇天烈な診療を行っている医と，訴訟においては後医としては出てくることがあるが，あまり提訴されないようである．

一，不治の病者も仍其患苦を寛解し，其生命を保全せんことを求むるは，医の職務なり．棄てて省みざるは人道に反す．たとひ救ふこと能はざるも，之を慰するは仁術なり．片時も其命を延べんことを思ふべし．決して其不起を告ぐべからず．言語容姿みな意を用ひて，之を悟らしむることなかれ．

不治の病であっても，これを見捨てず，palliative な治療で苦痛を緩和するのは現代の医療で非常に重要な点である．
　決して不治であることを告知してはならないというのは，現代では異論を述べる法律家や，それに触発されたような医師もいるが，患者自身への不治の告知が義務でないことは最高裁も認めている（最高裁判所平成7年

4月25日，判例タイムズ877号171頁）その一方で，患者に告知しないときは近親者に告知して，最期の安らぎ等を考慮する義務を最高裁は公定している（最高裁判所平成14年9月24日，判例タイムズ1106号87頁）．

すべて自己決定権があるのだから患者に告知せよという極論（新美育文「末期状態患者への病名告知を巡る法理と裁判例」，ジュリスト943号37頁など）に引きずられる医師も多いようであるが，川島なお美が胆管癌で死亡した件で，夫の鎧塚氏がface book上で，とある大病院の医師による「どうみても負け戦です．後はどう敗戦処理を考えるかだけです」という人情味の全くない冷たい見解を告げられたと書いていることが話題になったが，この問題は解決は困難であろう．

カール・シュナイダー（樋口範雄訳）「アメリカ医事法における患者の自己決定権－その勝利と危機」（ジュリスト1064号86頁）や東京地裁医療集中部の部長である裁判官による論考（近藤晶昭ほか「医師の説明義務」判例時報2257号3-13頁）でも患者の自己決定権を制限的に考慮しているように，法律家が自己決定権論者ばかりではないのである．

一，病者の費用少なからんことを思ふべし．命を与ふとも，其命を繋ぐの資を奪はば，亦何の益かあらん．貧民に於ては茲に斟酌なくんばあらず．

これはもちろん財務省が書かせたものではなく，赤ひげ的論考であることは言うまでもない．

一，世間に対して衆人の好意を得んことを要すべし．学術卓絶すとも，言行厳格なりとも，斎民の信を得ざれば，其徳を施すによしなし．周く俗情に通ぜざるべからず．殊に医は人の身命を依托し，赤裸を露呈し，最密の禁秘をも白し，最辱の懺悔をも状せざること能はざる所なり．常に篤実温厚を旨として，多言ならず，沈黙ならんことを主とすべし．博徒，酒客，好色，貪利の名なからんことは素より

論を俟ず.

　医師の学術に留まらない人格陶冶と，周く世情にも通ずるべきことを述べた部分で，現代でも心すべきことは言うまでもないであろう．多言ならず沈黙ならんことは，私は弁護士も兼ねているので無理であるが，マスコミで珍説をばらまく医者が目立つ今日この頃である.

一，同業の人に対しては之を敬し，之を愛すべし．たとひしかること能はざるも，勉めて忍ばんことを要すべし．決して他医を議することなかれ．人の短をいうは，聖賢の堅く戒むる所なり．彼が過を挙ぐるは，小人の凶徳なり．人は唯一朝の過を議せられて，おのれ生涯の徳を損す．其徳失如何ぞや．各医自家の流有て，又自得の法あり．漫に之を論ずべからず．老医は敬重すべし．少輩は親愛すべし．人もし前医の得失を問ふことあらば，勉めて之を得に帰すべく，其治法の当否は現病を認めざるに辞すべし．

　以上のように，フーヘランド，緒方洪庵の医療倫理観は，現在の医師や国民にとって，まったく異論のないものである．
　そのなかで，医療事故調査制度に関係したものが出てくる．われわれは学会で意見を戦わし，カンファレンスで，治療の適否を論ずることはあるが，人の診療を最初から最後まで，あれこれ批判的に検討するようなことは一般的にはしない．
　ところが，医療事故調査の場合は，そのようなことが行われる．フーヘランドは，「決して他医を議する事なかれ」と述べて，あれこれ他の医師の医療行為を評価するようなことはしてはならないとしている．医師は皆，それぞれのやり方があるのだから，みだりにガイドラインだエビデンスだとか言って，他医のやり方を批判するものではないのである．
　弁護士の旧倫理規定（平成6年11月22日〜平成17年4月1日廃止）第43条（名誉の尊重）では「弁護士は，相互に名誉と信義を重んじ，みだり

に他の弁護士を誹ぼう・中傷してはならない」として他の弁護士への批判を禁止していた.

今回の医療事故調査制度はモデル事業を行っていた，医療安全調査機構が昇格して，医療事故調査・支援センターとなっているが，この医療安全調査機構はモデル事業として報告された死亡案件について下表のような点数表をつけていたらしい（**表5，表6**）.

表5　医療の採点と合格点

		試験	医療
100	90〜	秀	
80	80〜	優	合格
	70〜	良	
60	60〜	可	ほぼ合格
	50〜	不可	（反省点）
40	40〜		過失
	30〜		（改善・研修）
20	20〜		重過失
	10〜		（刑事・賠償責任）
0	0〜		採点対象外

表6　モデル事業15例の採点

事例番号	平均点±標準偏差				
	全体	法12	法13	医12	医13
87 鼻出血に関連した誤嚥による窒息	74±18	67±20	76±16	84±13	75±17
56 透析患者のカテーテル治療	74±17	71±17	74±16	83±11	75±18
10 肺動脈塞栓症	66±16	63±14	65±16	75±14	68±15
61 複数の疾患を持つ胃がんの術後	65±16	63±15	66±15	68±15	65±17
54 ERCP：十二指腸穿孔／穿孔	64±16	63±16	65±16	68±16	63±17
92 人工骨頭置換の感染及び出血性ショック	60±16	57±16	59±16	64±13	62±16
70 失神発作を伴った肺血栓塞栓症	58±16	59±15	58±15	62±14	61±16
15 透析患者のカテーテル治療	58±15	59±15	56±16	59±14	58±15
50 感染症又は胃がん術後の感染症	54±15	55±15	53±16	54±15	55±16
45 ペンタジン	53±16	54±13	53±17	54±16	52±16
95 昇圧剤投与量過誤	50±16	47±16	51±17	53±14	52±17
16 男性の巨大骨盤腫瘍術中の出血	47±15	49±15	45±14	45±16	49±14
23 脳腫瘍	45±18	43±17	43±19	52±17	45±18
24 僧房弁閉鎖不全症	45±15	50±15	44±16	40±16	42±14
19 栄養剤誤注入	39±15	40±16	39±15	36±16	39±13

医療事故調査制度を巡る3つの誤解

一体何を目的としていたのであろうか．医療事故は「できの悪い」医師が犯すという頭で考えているのであろう．フーヘランド・緒方洪庵の一喝が期待される．

一，治療の商議は会同少なからんことを要す．多きも三人に過ぐべからず．殊によく其人を択ぶべし．只管病者の安全を意として，他事を顧みず，決して争議に及ぶことなかれ．

これも医療事故調の弊と言うべきであろう．日医は3名程度の外部委員を院内調査の際に送り込もうとしているが，今回の調査は院内調査が中心であり，アカウンタビリティーは関係ない制度である（厚労省のWebページにも明記されている）．

従って，公正中立と言ったキーワードは無関係であり，外部委員をそのために入れる必要などはないし，そもそも，今回の医療事故調査制度について，「委員会」などは不要である．わが国の弊として，責任を曖昧にするために「委員会」による合議の体をとることが多いが，フーヘランドを以て言うように，3名を越えてあれこれ議論しても無意味なことが多いのである．

> 参考）厚労省Webページより
>
> 医療に関する有害事象の報告システムについてのWHOのドラフトガイドラインでは，報告システムは，「学習を目的としたシステム」と，「説明責任を目的としたシステム」に大別されるとされており，ほとんどのシステムはどちらか一方に焦点をあてていると述べています．
>
> その上で学習を目的とした報告システムでは，懲罰を伴わないこと（非懲罰性），患者，報告者，施設が特定されないこと（秘匿性），報告システムが報告者や医療機関を処罰する権力を有するいずれの官庁からも独立していること（独立性）などが必要とされています．

今般の我が国の医療事故調査制度は，同ドラフトガイドライン上の「学習を目的としたシステム」にあたります．従って，責任追及を目的とするものではなく，医療者が特定されないようにする方向であり，第三者機関の調査結果を警察や行政に届けるものではないことから，ＷＨＯドラフトガイドラインでいうところの非懲罰性，秘匿性，独立性といった考え方に整合的なものとなっています．

一，病者曽て依托せる医を舎て，窃に他医に商ることありとも，漫りに其謀に与かるべからず．先其医に告げて，其説を聞くにあらざれば，従事することなかれ．然りといへども，実に其誤治なることを知て，之を外視するは亦医の任にあらず．殊に危険の病に在ては遅疑することあることなかれ．

　これは，前2項とも関係する事項であろう．みだりにセカンドオピニオンと称して，他医のやり方を批判するなということである．医療訴訟の原因の多くは，この手の後医の何気ない言葉である．
　すなわち，フーフェランドや緒方洪庵に言わせれば，医療事故調査制度は決して倫理的なものではなく，彼らの倫理観は12箇条のうちの9箇条を見ても判るように普遍性のあるものであるから，医療事故調査制度などが，およそ意味のあることであるかどうかは十分再考する必要がある．

外科系医師が知っておきたい 法律の知識
2016 年 4 月 15 日　初版第 1 刷発行

著　者	田邉　昇
発行者	吉田　收一
印刷所	モリモト印刷株式会社
発行所	株式会社洋學社
	〒658-0032
	神戸市東灘区向洋町中 6 丁目 9 番地
	神戸ファッションマート 5 階 NE-10
	TEL 078-857-2326
	FAX 078-857-2327
	URL http://www.yougakusha.co.jp

Printed in japan　　©TANABE noboru, 2016

ISBN978-4-908296-02-4

- 本書の複製権・翻訳権・上映権・譲渡権・公衆送信権（送信可能化権を含む）は株式会社洋學社が保有します.
- JCOPY ＜(社)出版者著作権管理機構 委託出版物＞
  本書の無断複製は著作権法上での例外を除き禁じられています．複製される場合は，その都度事前に(社)出版者著作出版権管理機構(電話 03-3513-6969，FAX 03-3513-6979，e-mail:info@jcopy.or.jp)の許諾を得て下さい．